孕产后

保健与体形塑造

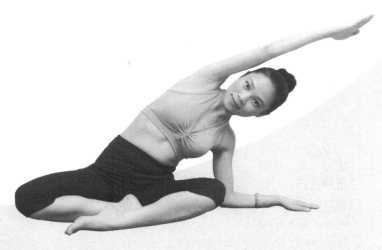

编写人员

主　编　黄　臻　侯　常

副主编　闵　瑜　屈　菲　赵国斌　刘　刚

编　者　（以姓氏笔画为序）

叶颖明　刘　刚　李　豪　杨惠贤　张婉容　陈佩顺　闵　瑜
罗宇虹　罗燕君　周海旺　屈　菲　赵国斌　钟　陶　侯　常
高　燕　郭凯锋　郭佩芬　郭倩媚　黄志勇　黄志锐　黄　芬
黄　臻　惠　薇　颜海霞　薛玉珍

人民卫生出版社

图书在版编目（CIP）数据

孕产后保健与体形塑造 / 黄臻，侯常主编 . —北京：人民卫生出版社，2014

（家庭预防保健和康复系列 / 王俊华主编）

ISBN 978-7-117-18880-7

Ⅰ.①孕…　Ⅱ.①黄…②侯…　Ⅲ.①妊娠期 – 妇幼保健②产褥期 – 妇幼保健③女性 – 形态训练　Ⅳ.①R715.3②G831.3

中国版本图书馆 CIP 数据核字（2014）第 141806 号

| 人卫社官网 | www.pmph.com | 出版物查询，在线购书 |
| 人卫医学网 | www.ipmph.com | 医学考试辅导，医学数据库服务，医学教育资源，大众健康资讯 |

孕产后保健与体形塑造

主　　编：黄臻　侯常

出版发行：人民卫生出版社（中继线 010-59780011）

地　　址：北京市朝阳区潘家园南里 19 号

邮　　编：100021

E - mail：pmph @ pmph.com

购书热线：010-59787592　010-59787584　010-65264830

印　　刷：三河市博文印刷有限公司

经　　销：新华书店

开　　本：710×1000　1/16　　印张：10.5

字　　数：167 千字

版　　次：2014 年 11 月第 1 版　2014 年 11 月第 1 版第 1 次印刷

标准书号：ISBN 978-7-117-18880-7/R·18881

定　　价：23.00 元

打击盗版举报电话：010-59787491　E-mail：WQ @ pmph.com

（凡属印装质量问题请与本社市场营销中心联系退换）

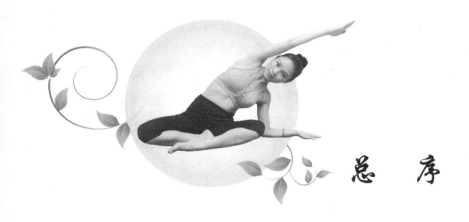

总　序

　　健身运动损伤、骨质疏松、颈椎病、下腰痛、关节炎和骨折等都是常见病症，多因为人们缺乏相关医学知识，在日常生活、工作和运动锻炼中未能及时、正确地预防而出现的病症。同样，因这些病症的病因不能及时消除，得不到及时诊疗，导致疾病经久不愈，严重影响人们的健康生活与工作。

　　怀孕与生产，尽管不属于疾病的范畴，但是女性一生中为孕育生命必须经历的重要生理过程。怀孕过程中出现的肥胖、体形走样，以及腰痛水肿等，生产过程中出现的产道松弛和损伤等，都是女性朋友非常关心和必须面对的常见问题。

　　王俊华教授是专门从事常见病症和孕产后康复技术和家庭康复项目研究的专家。在繁忙的工作之余，他与刘悦教授、黄臻教授、刘刚教授、王卫强教授、宋振华教授、陈汉波教授等专家，针对上述病症和常见问题，编写了"家庭预防保健和康复系列"，旨在把"常见病症和孕产后康复治疗工作"前移，向大众普及有关"健身运动损伤、骨质疏松、颈椎病、下腰痛、关节炎和骨折"等常见病症和孕产后常见问题的预防、自我诊断知识，传授实用的家庭康复技术，使大众成为自我康复、维系健康的主人。

　　在常见"运动项目"中，如何预防发生"运动损伤"？运动损伤后为什么24小时内要冷敷，24小时后才能热敷？为什么女人比男人更易骨质疏松？你是否知道青少年期补钙只能使骨质强壮，不会使身高增长？你是否知道预防颈椎病关键在于平时经常"举头望明月"？你知道搬重物时防止腰椎受损的正确方法吗？你是否知道有助于顺利生产和有助于体形塑造的措施——怀孕时如何运动锻炼、生产时如何配合助产医生和产后如何自我康复？哪些运动对骨性关节炎不利？骨性关节炎需用抗生素吗？伤筋动骨100天，骨折后一定要卧床休息吗？你相信骨关节置换术后第3天可以下床站立训练吗？这些问题都是大家生活中最关心的健康问题，也是大家容易存在着认识上误区的地方。

该套书不但内容权威科学，而且图文并茂，通俗易懂，突出实用性和家庭康复的可操作性。相信此套书一定能帮助大众在常见病症和孕产后常见问题的家庭预防与康复方面把握自我，强身健体，维系健康，远离疾病。

中国康复医学会康复治疗专业委员会主任委员
燕铁斌教授
2014 年 6 月

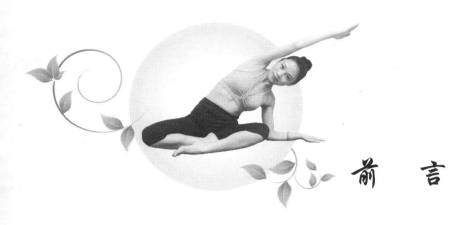

前　言

　　怀孕时期是女人一生中最重要的时光。"十月怀胎"对于每一位新妈妈来说都是一个艰辛而又幸福的过程，新妈妈们对于生产更是既期待又紧张。如何获得孕育知识，更好地准备迎接新成员？如何在产后重拾芳华，成为一位健康又美丽的新妈妈？我们在这本书里将贴心地想您所想，热情解答您的所困、所忧、所惑，带领着您轻松应对孕产所带来的身心上的变化，找回自信与昔日的风采。

　　本书通俗易懂、图文并茂地详细介绍了孕后、产时和产后的相关自我保健知识。书中的产前护理与康复（产前肌肉锻炼、松弛技巧训练、呼吸运动训练）、产后护理与康复（产后盆底肌锻炼和体形塑造训练）等内容，均属国内首次介绍，并作为一个特色篇章进行撰写。该书还以"必备常识"的形式，重点解答广大孕妈妈们关心的问题，目的是更好地帮助孕妈妈顺利生产、产后康复和体形重塑。

　　十全十美虽无法达到，但却值得追求。希望本书能成为新妈妈孕期的贴心小棉袄，提供最有价值的帮助，并愿天下所有的新妈妈都能更快、更好地恢复健康，重回青春靓丽！

黄臻

2014 年 6 月

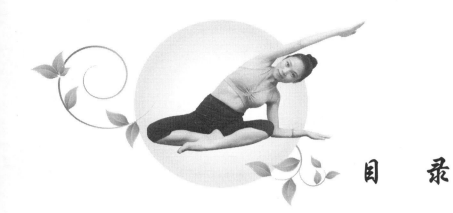

目 录

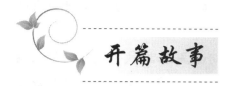

重回青春靓丽,产后少妇永恒的话题

女人的一生要经历许多次蜕变:如果说从青春少女到嫁为人妇是女人的第一次蜕变,那么,生育子女,从母亲的宝宝,升级为宝宝的母亲,则是女人的第二次蜕变。

女人生孩子,原本是喜悦的一件事。但我的朋友燕子怀孕后,带给她的不仅仅是迎接新生命的喜悦,还有许多随之而来的烦恼。燕子是顺产,当孩子呱呱坠地时,温暖与幸福满溢心中。因为是顺产,没有了对剖宫产刀口的担忧,大家都认为可以很快恢复。燕子听从长辈的指导,在家中"坐月子",好好进补,好好调理。在家人的照顾下,月子过得非常滋润舒适。然而产后6个月,燕子却发现身体和孕前明显不一样:乳房下垂,腹部留下难看的妊娠纹,四肢更不像孕前那般紧实,臀部走形,身材变样,夫妻生活也大不如孕前。这一系列的变化都让爱美的燕子感到烦恼不已,一向自信的她,脸上再也没有灿烂的笑容。

同样的情况也发生在另一位剖宫产的朋友晓云身上。晓云是办公室白领,从小生活优越的她一向非常怕痛。从怀孕开始她就打定主意要剖宫产,因为她早听说剖宫产麻醉了就不痛,时间短,而且产后不影响性生活。术后她才发现:因为有麻醉,手术时不痛,但手术以后刀口的疼痛时间却那么长,而且恢复得非常慢,整整一个月她都不敢挺直腰走路。时光荏苒,术后一年,她发现自己腹部仍如布袋般松垮,迟迟不能回缩,而且一直隐隐有下腹不适感,这也令她在过夫妻生活时常感到紧张不安,很大程度上影响了夫妻生活的质量。到医院求诊,却检查不出什么问题,最后考虑术后盆腔粘连导致的慢性腹痛,也没有什么有效的治疗方法,这让她痛苦不堪。

其实,孕期的种种不适可以通过孕期适当运动、饮食调节而得到预防和控制;自然分娩是最理想的分娩方式,剖宫产只是解决难产和母婴并发症的一种手段。孕期进行相应的肌肉锻炼及学习松弛技巧,可以有效地促进自然分娩,减低剖宫产的几率;产后有效的锻炼和运动可以防止乳房的下垂和恢复良好的身材;产后科学的体形塑造及饮食调节不但可以重塑健美体形,而且有益终身。

在传统观念中有很多大家觉得理所当然的事,其实是没有科学依据的,也正是这些不正确的观念,导致年轻妈妈们的身材大变样。例如因为害怕乳房下垂,朋友并没有选择母乳喂养,谁知道,造成乳房下垂的罪魁祸首并不是哺乳,而是妊娠(妊娠时激素水平的改变会导致乳腺增生,却也会使乳腺衰退)。恰恰是哺乳,可以更好地消耗自身多余的脂肪,减少皮下脂肪贮存,对体形的恢复有利。例如产后大补、不科学的进补(老一辈都觉得生孩子消耗过多元气,得好好补,每天鸡汤不断),导致更多脂肪的堆积;因为担心"产后风"而不运动、不出门,导致全身肌肉缺乏锻炼,这样反而促进了身材的走形及肥胖。再如因为害怕疼痛、害怕影响性生活而选择剖宫产,其实剖宫产的风险及并发症远远高于自然分娩。剖宫产术后腹部肌肉松弛、子宫受创、伤口感染、盆腔粘连、子宫内膜异位症、月经异常、慢性盆腔炎等等,这些不但令身材变形,还影响身体健康,甚至带来慢性疾病。

产后 42 天进行盆底肌康复锻炼,能够有效地改善因妊娠、分娩引起的阴道壁及盆底肌肉松弛,使性生活更美满,更能以此预防中老年可能发生的子宫脱垂、尿失禁等。而产后瑜伽、产后弹力带的使用都能够有效地帮助形体及身体健康的恢复。

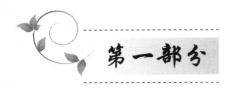

第一部分

重回青春靓丽，怀孕时要掌握哪些知识

孕妈妈从怀孕到分娩，由于胎儿生长发育的需要，孕妈妈身体的各个系统都会发生一系列适应性变化，如乳房、子宫、体形等的变化。了解孕期不同阶段孕妈妈的变化，尽早采取积极的康复措施，有利于孕妈妈最大限度地恢复到孕前状态。

一、"知己知彼，百战百胜"，怀孕后身体变化不可不知

为了满足胎儿生长发育的需要，孕妈妈身体各器官系统将发生一系列改变。这种变化主要是由于在体内新增加的器官——胎盘所分泌的类激素作用的结果。胎盘排出后，胎盘所分泌的激素在体内急骤减少并消失，由怀孕所引起的各种变化，可于产后 6 周内逐渐恢复至孕前水平。

1. 生殖系统有哪些变化

(1) 子宫有哪些变化

1) **子宫逐渐增大变软**：子宫由非孕时 (7~8) × (4~5) × (2~3)（厘米）增大至怀孕足月时 35 × 25 × 22（厘米）。孕早期子宫呈球形或椭圆形且不对称。孕 12 周以后，增大的子宫逐渐超出盆腔，随着孕期进展子宫长大，从盆腔上升入腹腔。

2) **宫腔容量逐渐增大**：宫腔容量非孕时约 5 毫升，至怀孕足月约 5000 毫升，增加约 1000 倍。子宫重量非孕时约 50 克，至怀孕足月约

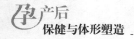

1000 克,增加约 20 倍。子宫肌壁厚度由孕前约 1.0 厘米,于孕中期逐渐增厚达 2.0~2.5 厘米,至孕晚期又渐薄,足月时厚度约为 0.5~1.0 厘米。

3)**子宫出现不规则无痛性收缩**:自孕 12~14 周起,这种子宫不规则的无痛性收缩可由腹部检查时触知,孕妈妈有时自己也能感觉到。这种收缩的特点为稀发和不对称,尽管其强度及频率随怀孕时间而逐渐增加,但宫缩时宫腔内压力不大,故无疼痛的感觉。

(2) 卵巢有哪些变化

孕期卵巢略增大,形成妊娠黄体,合成雌激素与孕激素。黄体这种合成激素的功能约于孕 10 周后由胎盘完全取代,黄体开始萎缩。由于卵巢间质细胞产生睾酮,因而孕妈妈身体可出现多毛现象。

(3) 阴道有哪些变化

孕期阴道黏膜充血、水肿,血管扩张充盈,外观呈紫蓝色,皱襞增多,伸展性增强,分泌物增多,呈白色糊状。阴道组织中的血管增多,静脉高度扩张,由于孕期子宫的增大,有时可在下肢或阴道口及外阴出现静脉曲张。

(4) 外阴有哪些变化

怀孕时,大、小阴唇有色素沉着,大阴唇内血管增多,结缔组织变软,故伸展性增大,有利于胎儿娩出。

(5) 盆底及子宫支持组织有哪些变化

子宫支持组织包括圆韧带、主韧带、宫骶韧带及阔韧带,这些韧带在孕期增长、变粗、肥大,功能增强,其走行方向及位置随子宫体的增长有明显变化。

2. 乳房有哪些变化

乳房于孕早期开始增大,充血明显,浅静脉明显可见。由于受催乳素的影响,乳腺管和腺泡增生,脂肪沉积,孕妈妈自觉乳房发胀、触痛和麻刺感。腺泡增生使乳房较硬韧,乳头增大、变黑,易勃起,乳晕变黑。孕期虽有大量的多种激素参与乳腺发育,做好泌乳准备,但怀孕期间并无乳汁分泌,与大量雌、孕激素抑制乳汁生成有关。孕末期挤压乳房,可有少量稀薄的黄色液体溢出,称为初乳。孕妈妈正式分泌乳汁应在分娩后。

3. 心血管系统有哪些变化

(1) 心脏有哪些变化

怀孕后期因膈肌升高,心脏向左、向上、向前移位,更贴近胸壁。心脏容量从孕早期至孕晚期约增加 10%，心率于孕晚期每分钟约增加 10~15 次。

（2）心排血量有哪些变化

心排血量增加对维持胎儿生长发育极重要。心排血量约自孕 10 周开始增加，至孕 32~34 周达高峰，较未孕时约增加 30%。临产后，特别是在第二产程期间，心排血量显著增加。

（3）血压有哪些变化

在孕早期及中期血压偏低，在孕晚期血压轻度升高。孕妈妈体位影响血压，坐位高于仰卧位。由于下肢、外阴及直肠静脉压增高，加之孕期静脉壁扩张，孕妈妈容易发生下肢、外阴静脉曲张和痔疮。

（4）血液有何改变

1）循环血容量于孕 6~8 周开始增加，至孕 32~34 周达高峰，约增加 30%~45%，平均约增加 1500 毫升，维持此水平直至分娩。

2）血容量增加包括血浆及红细胞增加，血浆增加多于红细胞增加，血浆约增加 1000 毫升，红细胞约增加 500 毫升，出现血液稀释。由于血液稀释，红细胞计数约为 3.6×10^6/升（非孕妇女约为 4.2×10^6/升），血红蛋白值约为 110 克/升（非孕妇女约为 130 克/升）。铁是构成血红蛋白必需的微量元素之一，孕妈妈储备铁约 0.5 克。为适应红细胞增加、胎儿生长及孕妈妈各器官生理变化的需要，应在妊娠中、晚期开始补充铁剂，以防血红蛋白值过分降低，发生缺铁性贫血。

3）白细胞从妊娠 7~8 周开始轻度增加，至妊娠 30 周达高峰，约为 10×10^9/升 ~12×10^9/升，有时可达 15×10^9/升（正常妇女约为 5×10^9/升 ~8×10^9/升），主要为中性粒细胞增多。

4. 皮肤有哪些变化

（1）乳头、乳晕、外阴、腋窝变黑

孕期促黑激素增加，加之雌、孕激素大量增多，导致孕妈妈皮肤色素加深，特别是乳头、乳晕、外阴、腋窝等处出现色素沉着。

（2）面部出现蝶状褐色斑

面部皮肤在颧部、眶周、前额、上唇和鼻部等部位出现色素沉着，边缘较明显，呈蝶状褐色斑，俗称妊娠黄褐斑，于产后逐渐消退。

（3）腹部皮肤出现妊娠纹

随着怀孕子宫的逐渐增大，孕妈妈腹壁皮肤张力加大，使孕妈妈腹部、臀部、大腿等部位的皮肤过度扩张，皮肤的弹力纤维断裂，呈多量紫色或淡红色不规则平行的条纹状萎缩斑，称妊娠纹，见于初产妇（旧妊娠纹呈银白色，见于经产妇）。

（4）皮肤其他变化

1）怀孕期间由于雌激素的作用使皮肤毛细血管扩张，孕妈妈面部、颈部、胸部、臂部、手掌可出现蜘蛛痣及皮肤红斑。

2）由于自主神经系统改变，孕妈妈汗腺和皮脂腺功能亢进，可出现多汗现象。

3）孕期极少数孕妈妈有阴毛和腋毛增多、增粗的现象，可能与睾酮和肾上腺皮质激素增多有关。亦有孕妈妈发生轻度脱发者，其原因不太清楚，多数均可于短期内恢复，无需特殊治疗。

5. 体重增长多少合适

孕期体重增加约 12 千克，其中胎儿、胎盘、羊水约 4.5 千克，子宫及乳房约 1 千克，循环血量及组织液约 3 千克，孕妈妈体内脂肪贮存约 2~3 千克。在孕晚期，由于孕妈妈血液变稀，以及增大的子宫对下腔静脉的压迫，导致液体潴留下肢常出现水肿（但在分娩后上述现象即消失，体重随之下降）。一般认为，采用体重指数（体重指数 = 体重（千克）/ 身高（米）的平方）判断孕期体重较为合理。

孕 20 周时，体重指数≥24，孕 40 周时体重指数≥27 均为体重过重，巨大儿及剖宫产率均明显升高，因而认为对孕妈妈进行体重指数连续监测，进行适宜的营养指导和身体锻炼，可以减少上述情况的发生。

孕期体重的增加与怀孕前的体重有关。因此，必须计算孕前的体重指数。根据计算出来的值查看下面所在的区间，就可以判断自己整个孕期体重增加多少合适了。

◎ 孕前体重指数低于 19.8，孕期总增重 12.5~18 千克为宜。

◎ 孕前体重指数在 19.8~26 之间，孕期总增重 11.5~16 千克为宜。

◎ 孕前体重指数在 26.1~29.9 之间，孕期总增重 7~11.5 千克为宜。

◎ 孕前体重指数高于 30，孕期总增重大于 6 千克就正常。

总体来说,孕期体重平均增长应该在 12.5 千克左右。第 7 个月是体重增加最快的时期。孕 1~12 周增加 2~3 千克,孕 13~28 周增加 4~5 千克,孕 29~40 周增加 5~5.5 千克。

6. 体形有哪些变化

(1) 胸围、腰围(腹围)、臀围有哪些变化

孕妈妈身体变化最明显的部位是胸围、腰围(腹围)、臀围。受孕妈妈自身发育和胎儿大小等影响,腰围个体的差异明显,胸围和臀围次之。

1) **胸围**:乳房在孕 4~6 周后开始增大而且变得更加敏感,总重量大概会增加到 800 克。

2) **腰围(腹围)**:怀孕 4 个月时,稍看出下腹部的隆起;至 15 周末,从耻骨中央到宫底的长度为 5~12 厘米(子宫底高度);怀孕 5 个月时,下腹部隆起开始明显,子宫底高度是 15~18 厘米;妊娠 6 个月时,子宫底高度为 18~21 厘米,下腹部隆起最高处在肚脐位置,这时已形成典型的孕妈妈体形;怀孕 7 个月时,宫高为 21~24 厘米,下腹部最高隆起处上升至肚脐以上,上、下腹部都大;怀孕 8 个月时,宫高 25~27 厘米;怀孕 9 个月时,宫高 28~30 厘米,下腹部最高隆起处升至胃的位置,并压迫胃和心脏;怀孕 10 个月即孕 40 周足月时,宫高 30~35 厘米。

3) **臀围**:受孕激素的影响,脂肪容易堆积,孕妈妈的臀部变宽、变厚。

(2) 骨骼、关节及韧带有哪些变化

1) **耻骨联合变松弛**:怀孕期间,由于激素的作用,耻骨联合变松弛,严重时可发生耻骨联合分离,导致耻骨联合部位疼痛、活动受限。同时骶髂关节及骶尾关节松弛,有一定活动性,有利于分娩。

2) **脊柱前凸**:在怀孕后期,为保持身体重心平衡,孕妈妈脊柱前凸(腹部向前,胸部向后,颈部向前),背伸肌群过度负荷,孕妈妈自觉腰背及骶部疼痛,上肢乏力及麻木感。乳房重量的增加也给颈椎施加更多压力,颈椎弯曲也变大,孕妈妈也经常感到颈部疼痛。

分娩后 2 周内不适症状通常消失,适宜的锻炼有助于脊柱恢复正常生理弯曲。骨骼在孕期一般无变化,如多胎、多产,缺乏维生素 D 及钙,可发生骨质疏松症。

7. 其他变化

(1) 体毛增多

怀孕后雌激素分泌增多,头发的生长率提高 20%,头发变得更加浓密;同时,雌激素的分泌又刺激雄性激素的分泌,促进体毛的生长。产后 6 个月内,多余的毛发将自行脱落。

(2) 眼睑水肿

由于体循环速度减慢,孕妈妈的眼睛容易水肿、充血。孕妈妈一定要保证充足的睡眠,且不要在睡前喝太多水,分娩后此症状自然消失。另外,激素的波动还导致视网膜增厚,一般分娩 6 个月后才能恢复正常。

(3) 四肢水肿

受孕激素影响,细胞间积水增加,容易导致上肢,尤其是手部水肿;子宫压迫静脉,多余液体的排放受阻,也会导致全身水肿。水肿现象在孕期最后 4~6 周最为明显,时常举手按摩有助于减轻肿胀。一般分娩后 5 天内会消肿。

(4) 腿部静脉曲张

孕激素对血管壁的松弛作用,影响血液向心脏方向回流,最容易在腿部形成难看的静脉曲张。此外,静脉曲张还可能发生在头部引起头痛,发生在直肠引发痔疮。预防的方法是避免长时间保持同一姿势,如不要仰睡,坐着时不要跷"二郎腿",上厕所时间不要太长等。另外,坐下时最好将小腿垫高。

 必备常识:胎动何时出现及多少为正常

胎儿在子宫内的活动称胎动,是妊娠诊断和胎儿存活的重要依据,亦是监测胎儿是否缺氧的重要指标。正常妊娠 16~20 周左右孕妈妈可自觉胎动,并随妊娠进展逐渐增加和增强,32 周达高峰,至 37~38 周后又渐减少。

初次胎动出现的早晚个体差异很大。正常胎动每小时 3~5 次,胎动有"生物钟"表现,上午 8~12 点比较均匀,下午 2~3 点最少,晚上 8~11 点最多。孕晚期胎动有"醒一睡"周期。临床上常采用胎动自测法:孕妈妈每日早、中、晚 3 次卧床计数胎动,每次 1 小时,相加乘以 4 即为 12 小时胎动。若胎动≥30 次/12 小时或≥4 次/小时为正常,若连续 2 日胎动≤3 次/小时则为异常。

二、"民以食为天"，孕妇饮食要注意什么

为了适应孕期母体各器官的变化及子宫、胎盘、胎儿、乳房发育的需要，孕期所需的营养必然要高于非孕期，孕期保健中孕妈妈营养是十分重要的环节。当前我国孕妈妈营养存在的问题为：①超量进食，导致巨大儿增多，难产及手术产率升高；②食物过于精细，导致某些营养素缺乏，反而影响胎儿发育；③营养素缺乏或未在医生指导下正规补充，甚至滥用营养素导致不良后果。

1. 妊娠早期的饮食

孕早期热量需求和孕前没有太大差别，但却是胚胎发育、器官形成的关键时期，需要有全面、合理的营养，包括蛋白质、脂肪、碳水化合物、无机盐等，要特别注意补充叶酸。

饮食秘诀——增加胃口

这一时期面临孕吐，所以膳食：①以清淡为宜，选择易消化、能增加食欲的食物，尽量按照自己的口味选择食物；②少量多餐，尤其是呕吐严重的孕妈妈，不用拘泥进食时间，坚持在呕吐间歇期进食；③为减轻恶心、呕吐症状，进食时，孕妈妈可将饮食中的固体食物和液体食物分开，在进食完正餐后，隔一些时间再喝汤或水，睡前和早上起床时，可进食烤馒头片、面包干、苏打饼干等，必要时在医生指导下补充 B 族维生素。

2. 妊娠中期的饮食

孕中期胎儿生长发育迅速，母体血液、乳房、子宫等组织迅速增加。因此，要保证足够的能量，增加主食摄入量，摄入足够的蛋白质，增加动物性食物，注意铁的补充，保证适宜的脂肪供给，增加不饱和脂肪酸的摄入量。

饮食秘诀——控制胃口

过了妊娠反应，很多孕妈妈胃口大开，为了更好地管理自己的饮食，可以准备一个专门的体重管理日记，通过记录自己每天一日三餐吃的东西来控制胃口，使得孕妈妈对自己每天吃了什么、补充了多少营养能够了如指掌，否则，无计划的饮食常常会无意识地摄取很多多余的热量。

3. 妊娠晚期的饮食

孕晚期除母体基础代谢增加和胎儿快速生长发育需要能量外,胎儿开始储存蛋白质、糖原、脂肪与铁等营养素。因此,要增加蛋白质的摄入量,保证充足的鱼、禽、蛋、瘦肉、奶和豆制品的供给,重视钙、铁及各种维生素的补充。

饮食秘诀——均衡胃口

增加各种优质蛋白质的摄入量,适当减少米、面等主食的摄入量,控制冰淇淋、巧克力、奶油蛋糕及甜品等,以免胎儿体重增长过快。

 必备常识:孕期营养的原则

孕妈妈的饮食不仅关系到胎儿的正常发育,而且对小孩出生后的体质和智力发育都有一定的影响。那么该如何给孕妈妈补充营养以及饮食需要遵循哪些原则,就显得非常重要了。

营养原则1:孕早期的膳食以清淡、易消化吸收为宜。

营养原则2:在遵循营养均衡的前提下,孕妈妈尽可能选择自己喜欢的食物。

营养原则3:为保证蛋白质的摄入量,孕妈妈可适当补充奶类、蛋类、豆类、硬果类食物。

营养原则4:在孕早期注意摄入叶酸,因为叶酸关系到胎儿的神经系统发育。若怀孕时缺乏叶酸,容易造成胎儿神经管的缺陷,如无脑儿或脊柱裂,并且发生兔唇、腭裂的机会也升高。

4. 分娩前期如何饮食

分娩相当于一次重体力劳动,产妇必须有足够的能量供给,才能使子宫有良好的收缩力,才有体力把胎儿娩出。那么要想能够顺利分娩,分娩前饮食应该注意什么?

初产妇从有规律性宫缩开始到宫口开全,大约需要12小时。如果您是初产妇,无高危妊娠因素,准备自然分娩,可准备易消化吸收、少渣、可口的食物,如面条鸡蛋汤、面条排骨汤、牛奶、酸奶、巧克力等食物。让孕妈妈吃饱、吃好,可为分娩准备足够的能量。否则,吃不好睡不好,紧张焦虑,容易导致产妇疲劳,将可能引起宫缩乏力、难产、产后出血等危险情况。

5. 临产时如何饮食

临产时,由于宫缩阵痛,有的孕妈妈不够安静,而且又不吃东西,甚至连水也不喝,这是不好的。不好好进食、饮水就会造成脱水,引起全身循环血容量不足,供给胎盘的血量会相应减少,引起胎儿在宫内缺氧。

因此,临产时孕妈妈应进食高能量、易消化的食物,如牛奶、巧克力糖及自己喜欢的饭菜,如果实在因宫缩太频,很不舒服不能进食,也可通过输入葡萄糖、维生素来补充能量。

(1) 产程前吃什么

由于不需要孕妈妈用力,因此孕妈妈尽可能多吃些东西,以备在第二产程时有力气分娩。所吃的食物一般以碳水化合物为主,因为它们在胃中停留时间比蛋白质和脂肪短,不会在宫缩紧张时引起孕妈妈的不适感或恶心、呕吐。其次,这类食物在体内的供能速度快。食物应稀软、清淡、易消化,如蛋糕、挂面、糖粥等。

(2) 产程中吃什么

多数孕妈妈不愿进食,此时可适当喝点果汁或菜汤,以补充因出汗而丧失的水分。由于第二产程需要孕妈妈不断用力,此时应进食高能量、易消化的食物,如牛奶、糖粥、巧克力等。如果实在因疼痛不适不能进食,也可通过静脉输注葡萄糖、维生素来补充能量。

如果是在炎热的夏天,临产时出汗多,不好好进食饮水,更容易引起脱水情况发生,孕妈妈可选择西瓜汁、葡萄汁等含糖饮料,一方面解渴,另一方面其中的糖分可直接供应能量。为了孩子及孕妈妈自己的健康,临产时注意饮食是很必要的。

 专家讲解:孕妈妈如何补充维生素和矿物质,有何意义

叶酸:叶酸是维生素 B 族的一种,是细胞制造过程中不可缺少的营养素,对于孕期营养和健康极为重要,尤其在孕早期。因为叶酸会影响胎儿脑部和脊髓的发育,摄取不足将会导致胎儿神经管畸形(如脊柱裂)。在孕早期摄取足够的叶酸可有效地降低神经管畸形的发生率。叶酸还是红细胞形成所必需的物质,叶酸缺乏将导致贫血,增加流产机会,宝宝亦可能营养不良。深绿色蔬菜、豆类、新鲜水果、添加叶酸的牛奶、添加叶酸的谷物,都是叶酸的极好来源。但是叶酸在烹调时易被破坏，建议您尝试吃生的或稍加烹煮的蔬菜或者在医生的指导下直接口服补充叶酸制剂。

维生素A：维生素A有助于胎盘、胎儿发育，与早产、宫内发育迟缓、出生低体重和妊娠期高血压疾病的发生有关。但过量摄入维生素A容易导致中毒和胎儿畸形。发达国家大多数孕妈妈可从膳食（动物肝脏、胡萝卜、奶制品、鱼肝油等）中获得需要的维生素A，不需要常规补充维生素A。我国孕妈妈维生素A往往不足，孕妈妈以每日补充1000IU为宜。

维生素D：维生素D与钙磷代谢有关，能促进钙的吸收和钙在骨骼中的沉积。维生素D摄入不足者影响胎儿骨骼、牙齿、智力发育，导致先天性佝偻病、手足抽搐。日光照射是维生素D的重要来源，正常膳食可以达到供给量标准，如果日照不足或偏食，应补充维生素D。我国推荐的孕妈妈每日膳食中维生素D的供给量为10μg（相当于400IU）。

铁质：铁对于孕妈妈红细胞的生成，胎儿的成长及新生儿的红细胞生成特别重要。孕期所需的铁质是平时的两倍，如果不注意铁质的摄入，就很容易患上缺铁性贫血，并可能影响胎儿也患上缺铁性贫血。吃红色肉类（如猪、牛、羊肉）是获得铁质的最好方法。绿色蔬菜、豆类、添加铁质的牛奶和谷物也能提供铁质。建议多吃富含维生素C的蔬菜和水果以帮助铁质的吸收。同时避免餐前和餐后一小时喝茶，因为茶会妨碍铁质的吸收。

钙质：钙质非常重要，它能帮助您和宝宝建造强壮的牙齿和骨骼。为了确保您孕期获得足够的钙质，您摄入的钙应比平时多50%，特别是在怀孕的早中期。如果您没能摄入足够的钙质，您的身体会从贮藏库（如骨骼）中获取钙质，这会导致您的骨量减少，增加您日后患骨质疏松的风险。怀孕期间缺乏钙质会导致肌肉痉挛，如腿抽筋。此外，摄取足够的钙质可预防孕期高血压的发生。奶和奶制品是食物中钙的最好来源，不仅含量丰富，而且吸收率高。蔬菜、豆类、油料种子、虾皮、海带和发菜含钙也很丰富。

锌质和维生素B_{12}：锌质对胎儿器官的早期发育很重要，有助于防止流产及早产。维生素B_{12}在孕期细胞的形成中扮演极重要的角色，若缺乏将会影响胎儿神经系统的发育。肉类、蛋、牛奶和乳酪是锌质和维生素B_{12}的良好来源，一般日常饮食可满足需要。

碘元素：由于母子对碘的双重需求，孕妈妈对碘的需求量会更大。几乎每个孕妈妈都知道需要补充叶酸，但是却很少有人知道碘元素的重要性。碘是人体必需的微量元素，它可促进胎儿体内的细胞，尤其是脑细胞的生长。人对碘的生理需求量为每日 100~200 微克，不应低于 50 微克，否则会导致碘缺乏性疾病。食用合格的碘盐是防止碘缺乏症的有效手段，但是大家需要注意的是：碘盐要随吃随买，尽量买小包装，贮存时间不宜过长。碘盐放于阴凉、干燥、远离炉火的地方，避免日照；最好等菜做熟了再放盐，以免高温破坏其功效。另外，孕妈妈平时应多食海带、海蜇、海虾、黄花鱼、海藻、虾皮、紫菜等含碘丰富的食物。

三、"胎儿幼小"，孕妇可以用药吗

孕妈妈在孕期可能因为并发各种疾病而需要使用药物。由于孕期是一个特殊的生理阶段，药物可能通过胎盘屏障，对胚胎造成不良影响。

1. 药物代谢在孕期有什么特点

（1）怀孕期间，孕妈妈肠蠕动减弱，药物在消化道内停留时间延长。

（2）孕妈妈解毒能力下降，导致药物在体内蓄积增加。

（3）怀孕期间一般肾脏滤过率会有所增加，使药物经肾脏的排出加快。但如果发生妊娠并发症导致肾功能受损，药物的排出会受到影响。

2. 药物对胎儿有什么影响

怀孕期间，药物可以通过影响母体的内分泌、代谢等间接影响胚胎，也可以透过胎盘屏障直接影响胎儿。最严重的是药物毒性影响胚胎分化和发育，导致胎儿畸形与功能障碍。药物对胚胎的影响大致可分为以下几个时期：

（1）受精第 1 日至第 14 日

受精卵发育到胚胞形成。这段时间里，如果只有少量细胞受损，不会影响其他胚囊细胞最终分化发育成为正常个体。如果药物导致大量胚囊细胞受损，会导致胚胎的死亡。

（2）受精第 15 日至妊娠 3 个月左右

该期是经典的致畸期。这段时间内，首先是心脏、脑开始分化发育，继而是眼、四肢、性腺与生殖器官等发育。由于各种器官、躯干、四肢在这短短的时间内迅速分化，所以极易受到包括药物毒性在内的各种致畸因素影响。一旦正在分化器官受到影响，就可能造成畸形。

（3）妊娠 3 个月至分娩

胎儿各主要器官基本分化完成，并继续发育生长。这一时期药物致畸可能性大大下降。但有些药物仍可能影响胎儿的正常发育。

3. 孕期用药的基本原则有哪些

为了降低药物对胎儿可能造成的不良影响，应遵循以下一些孕期用药的基本原则。

（1）尽量避免不必要的用药

妇女在孕期，即使是维生素类药物也不宜大量使用，以免对胎儿产生不良反应。例如，孕期大量服用维生素 A 会导致胎儿的骨骼异常或先天性白内障；又如，过量的维生素 D 可导致胎儿智力障碍和主动脉狭窄。

（2）应在医生指导下用药

孕期用药应强调在医生指导下用药，孕妈妈不要擅自使用药品，以免误用对胎儿有害的药物而造成不良后果。

（3）尽量避免在妊娠早期用药物治疗

在孕早期，若仅为缓解一般性的临床症状，或病情较轻容许推迟治疗，则尽量推迟到妊娠中、晚期再治疗。

（4）分娩前忌用药

有些药物在妊娠晚期服用可引起游离胆红素增高，易导致新生儿黄疸。有些药物则易通过胎儿血脑屏障，导致新生儿颅内出血，故分娩前一周应注意停药。

（5）谨慎选择治疗药物

妊娠期能单独用药就应避免联合用药；新药和老药同样有效时应选用老药，因新药多未经过药物对胎儿及新生儿影响的充分验证，故对新药的使用更需谨慎。

（6）充分权衡用药利弊

有些药物虽可能对胎儿有影响，但可治疗危及孕妈妈健康或生命的疾病，则应于充分权衡利弊后使用。用药时应根据病情随时调整用量，及时停药，必要时进行血药浓度监测。

除了注意以上事项外，还应劝告孕妈妈戒烟、戒酒。烟、酒虽然不是药，但对胎儿有害。我国孕妈妈的吸烟率不高，但被动吸烟现象比较普遍。

4. 如何避免"忽略用药"

所谓"忽略用药",是指可能受孕或已受孕的妇女,在用药时未发现自己已受孕,而误用一些对胎儿有害的药物。医生在询问病史时,勿忘询问末次月经及受孕情况,以免"忽略用药"给孕妈妈留下精神上的负担或增加人工流产的痛苦。

孕妈妈服用后会对胎儿产生有害影响的常用药物有:

抗病毒药物,如利巴韦林(病毒唑)。

抗菌药物,如氧氟沙星、环丙沙星等。

止吐药物,如苯海拉明、甲氧氯普胺(灭吐灵)。

5. 孕期怎样做到不要"延误用药"

"延误用药"是指孕妈妈需要进行药物治疗时,因担心药物对胎儿产生影响而耽误用药,导致病情恶化,危及母儿的生命。如:

(1)严重的感染性疾病,由于没有及时使用有效的抗生素导致病情恶化,从而导致败血症、感染性休克等。

(2)一些妊娠合并甲状腺功能亢进症的病人,由于没有及时进行抗甲亢治疗,导致病情进展,甚至出现甲亢危象,而危及病人的生命。

(3)抗癫痫的药物大多对胎儿有影响,但癫痫发作频繁的孕妈妈如不及时使用抗癫痫的药物,癫痫发作对胎儿的影响可能更大。孕妈妈患以上疾病后应及时明确诊断,并给予合理治疗,包括药物的治疗和考虑是否需要终止妊娠。

6. 不同胎龄时期用药对胎儿分别有哪些影响

发育中的胚胎受到致畸因子作用后,是否发生畸形和发生什么样的畸形,不仅决定于致畸因子性质和胚胎的遗传特性,而且决定于胚胎受到致畸因子作用时所处的发育阶段。胚胎发育是一个连续的过程,也有着一定的阶段性,处于不同发育阶段的胚胎对致畸作用的敏感程度也不一样。受到致畸作用最易发生畸形的发育阶段称为致畸敏感期。

(1)胚前期(指受精后的前2周)

此期的胚胎受到致畸作用后易发生损害,但较少发生畸形。因为此时的胚胎细胞分化程度极低,如果致畸作用强,胚胎即死亡;如果致畸作用弱,少数细胞受损死亡,多数细胞可以调整。所以,在这段时间里用药,对胚胎要么没有影响,胚胎继续发育,不出现异常情况;要么完全影响,胚胎早期死亡,导致流产。而要达到有影响,药物在分泌物中的浓度就要达到一定程度,或者药物对胚胎的毒性极强。

(2) 胚期(指受精后的第 2 周到第 12 周)

此期的胚胎细胞增生、分化活跃,胚体形态发生复杂变化,最易受到致畸因子的干扰而发生器官形态结构畸形。所以,胚期是最易发生畸形的致畸敏感期。由于胚胎各器官的分化发生时间不同,其致畸敏感期不同。

在这一阶段用药要慎之又慎。这个阶段是胎儿各器官高度分化、迅速发育、不断形成的重要阶段。此时用药,药性能干扰胚胎组织细胞正常分化。由于此时胎儿肝酶结合功能差,血脑屏障通透性高,任何部位的细胞受到药物的影响,均可导致胎儿畸形,因此这一期间孕妇一定要谨慎用药。

胚胎第 4 周:胚胎在第 4 周开始生长发育耳朵及神经系统,直至 7 个月完成,在此期间,链霉素和庆大霉素都是禁止使用的药品。因为它们对听神经和前庭神经伤害很大,可导致先天性耳聋。同时对肾脏也有毒性,会损害肾脏皮质,可使小儿发生急性肾功能衰竭。

孕期第 6 周:孕期进入第 6 周,胎儿头部、脑部、额面器官、呼吸、消化、神经等器官开始分化。胎囊清晰可见,并见胎芽及胎心搏动。在这一时期,很多抗生素都是禁止使用的。

孕期第 8 周:怀孕 8 周时胎儿开始发育听力系统,此时使用链霉素会造成胎儿听力减退。胎儿此时大脑已开始发育,如果孕妇使用了华法林(多用于心血管疾病的治疗),会造成胎儿大脑发育不良、先天性失明。胎儿的肾脏、消化系统、泌尿系统也在此时开始发育,若孕妇不慎使用了含有苯丁酸氮芥的抗癌类药品,会造成胎儿肾及输尿管缺损、腭裂的发生。

(3) 胎儿期(是胚胎发育最长的时期,起自第 12 周,直至分娩)

此期胎儿生长发育快,各器官进行组织分化和功能分化,受致畸作用后也会发生畸形作用,但多属于组织结构和功能缺陷,一般不出现器官形态畸形,所以不属于致畸敏感期。此时,胎儿绝大部分器官已形成,药物致畸敏感性明显减退,不会造成大范围的畸形。

但是,由于神经系统和生殖系统仍在发育,药物对这些未分化完成的器官的影响一直存在。其间,凡是含有己烯雌酚、雄激素的性激素类药品都不可使用,否则可能导致女胎在青春期患阴道腺病,男胎女性化及睾丸发育不良以及女胎男性化。而含有丙硫氧嘧啶成分（用于治疗甲状腺病的药物）和水杨酸成分（用于治疗真菌性皮肤病、手足皲裂、银屑病等，主要指口服）的药物在此时也是禁止使用的，前者会造成胎儿骨骼发育迟缓、智力低下、甲状腺肿；后者会导致胎儿肾畸形、中枢神经损害、发育障碍、新生儿紫癜等，严重时可致胎死腹中。

（4）分娩期（指胎儿脱离母体个体独自存在的时期和过程）

分娩期的足月胎儿已发育成熟，不存在致畸危险。正常产程不主张用药。只有在发生异常情况时，才考虑用药，但要顾及对即将出生的新生儿的影响。若产妇肌内注射利血平（用于稳定血压），新生儿就有出现鼻塞的可能性。抗生素中对胎儿影响较小的有青霉素类、头孢菌素等。在孕妇出现炎症时，短期使用这些药物，对胎儿影响不大。但若长期使用，剂量和浓度达到一定标准，也会损害胎儿的身体。

四、"大腹便便"与"腰酸背痛"

腰痛是孕妈妈最常出现的孕期不适症状之一，在产前几乎 80% 以上的孕妈妈都会在不同时候发生腰痛。腰痛虽然不算是严重的疾病，但将影响到孕妈妈的生活质量，因此，很有必要进行产前的腰部保健护理。

1. 怀孕后期出现"腰酸背痛"的原因

（1）孕晚期随着肚子里胎儿的不断长大，腹部负担逐渐增大，身体的重心向后移，孕妈妈为了保持身体平衡，上身便代偿性后仰，引起脊柱过度前凸，腰背部伸肌持续紧张，造成腰、背部过度疲劳，很容易就腰酸背痛。

（2）怀孕末期，骨盆韧带松弛，以便胎儿顺利娩出。与此同时，腰椎的韧带也处于松弛状态，如果姿势不当，就容易发生腰椎小关节错位，从而引发腰痛。

（3）孕期孕妈妈运动不足造成基础体力下降。体力下降就不能维持正常的姿势，容易引发腰痛。

（4）孕妈妈的子宫增大，压迫盆腔组织与神经也会造成腰痛。

（5）妊娠中晚期，胎儿发育需要充足的钙、磷等营养物质，若膳食中营养物质摄入量不足，会造成孕妈妈骨质疏松，亦会引起腰痛，甚至会引发下肢痉挛，即俗称的"抽筋"。

2. 如何预防"腰酸背痛"

对于孕妈妈来说,随着肚子一天天的隆起,肚子的重量越来越大,腰部受力也一天比一天大,腰酸背痛就更喜欢来"凑热闹"了。为了预防或减轻腰痛,孕妈妈要理解妊娠晚期腰背痛发生的原因,并掌握预防疼痛发生的应对措施,例如:

(1) 在日常生活中注意保持良好的姿势,避免长时间维持同一姿势;

(2) 坐位时,背部靠在椅背上(图1(1))。

(3) 盘腿坐姿也有助于加强背部力量(图1(2))。

(4) 通过调整工作台或座位的高度,维持最佳的姿势(图1(3))。

(5) 建议孕妈妈有计划、适当地锻炼以增强背部肌肉强度,也是预防腰痛的有效措施,例如骨盆摆动体操,每日3次,可以减少脊柱的曲度,有利于缓解背痛。

(6) 孕妈妈拾取物品时,应该弯曲膝盖而不弯背部,以保持脊柱的平直(图1(4))。

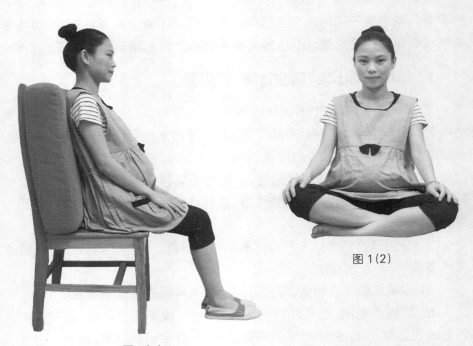

图1(2)

图1(1)

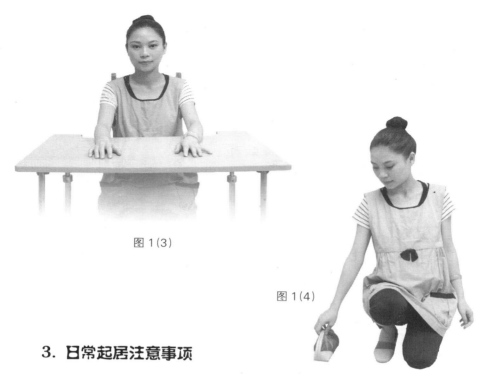

图 1(3)

图 1(4)

3. 日常起居注意事项

(1) 日常坐立行走的注意事项

1) 孕妈妈若要坐着,整个臀部应放在座位的中心,不要只把一半的臀部放在座位边上。坐下后,轻轻扭动腰部,将身体的重心从脊柱调整到臀部。另外,桌子和椅子的高度应该匹配,当你挺直背时,桌子应位于肚脐以上、乳房以下(图 2)。

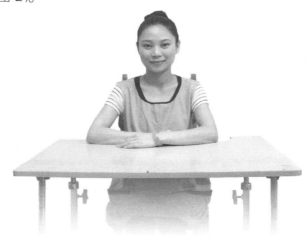

图 2

必备常识：孕妈妈坐什么样的椅子合适

孕妈妈应选择适合自己的椅子。椅子太高、太低都不好，要尽量往里坐，后背用下部紧贴靠背。另外，容易下陷的软垫子坐起来累人，所以要选择硬一点的。坐在沙发上腰后面最好垫个小靠垫（图3）。

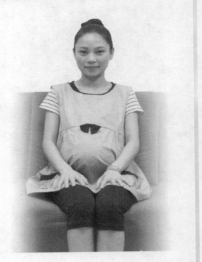

图3

2）孕妈妈若要走路时，应双眼平视前方，把脊柱挺直，并且身体重心要放在脚跟上，让脚跟至脚尖逐步落地。上楼梯时，为保持脊柱依然挺直，上半身应向前倾斜一些，眼睛看上面的第三至四节台阶（图4）。

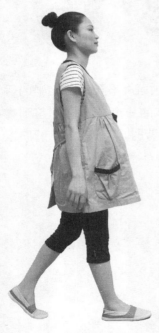

图4(1)

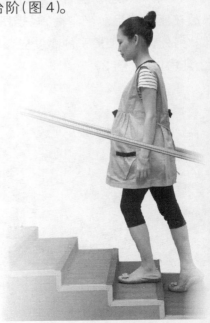

图4(2)

必备常识:孕妈妈可以穿高跟鞋吗

不穿高跟鞋,选择轻便、柔软的低跟鞋子,以减轻腰椎负担。

(2) 日常做家务时的注意事项

1) 做饭时:一般厨房的操作台都比较矮,干活的时候需要弯腰。为了不让腰部弯曲,使颈部疲劳,孕妈妈可以左手扶住操作台支撑住身体,用右手干活(图 5)。

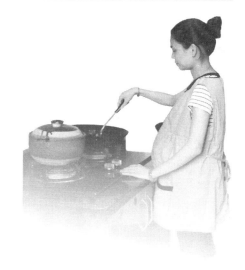

图 5

2) **熨烫衣服时:**

① **坐姿:**将熨衣板高度调至平大腿部位,不要弯腰,胳膊用力熨烫(图 6)。

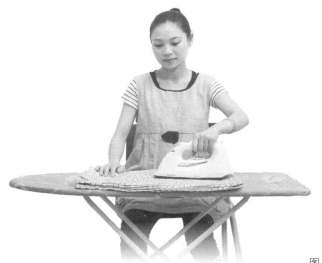

图 6

② **立姿**：为了保持平衡，在熨衣板下放一个脚垫，你可以分别把脚放在上边休息，这样你就可以保持身体前倾。不过也要注意休息，不要长时间保持一个姿势（图7）。

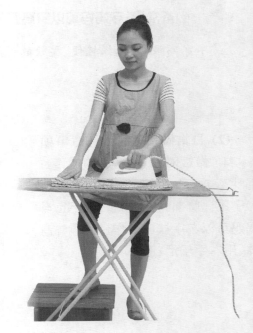

图7

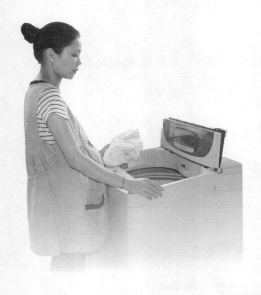

图8

③ **洗衣服时**：假若你的洗衣机是上开口的，把洗衣篮放在凳子上，几乎同洗衣机同样的高度。在洗衣机上找到两个支点，双腿平行分开，腿部略微弯曲，使膝盖顶住机身，把肚子靠在洗衣机的边上，腰部略微弯下。取出衣服时也采取同样的姿势（图8）；假若你的洗衣机是下开口的，把洗衣篮放在地上，一条腿膝盖着地，另一条腿弯曲成直角，一只胳膊扶住洗衣机的门，这样可以不用弯腰（图9）。

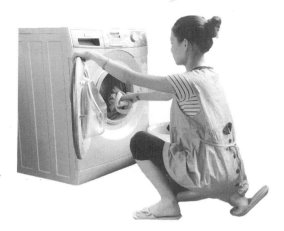

图 9

（3）日常作息时的注意事项

1）**躺下时**：孕妈妈若为侧卧位，需把双腿一前一后弯曲起来。若为平躺位，在躺下时，可以先把双腿弯曲，支撑起骨盆，然后轻轻扭动骨盆，直到调整腰部舒适地紧贴床面为止。已发生腰痛的孕妈妈，可采取平躺、双腿弯曲的睡姿，小腿下垫三四个枕头，这能使腰部得到最大程度的放松。孕妈妈的床上放多少枕头都不为过，只要让自己觉得舒服就行（图 10）。

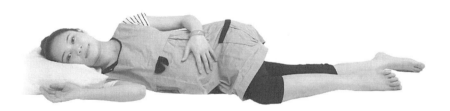

图 10（1）

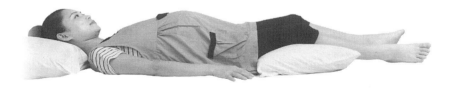

图 10（2）

2）**睡觉时**：睡硬板床，不要睡过软的席梦思床。睡觉时最好采取左侧卧，双腿屈曲，也可在两腿之间夹上一个小靠枕，以减轻腰部负担。如果想平躺，可在腰下垫个不太厚的腰垫，那样会舒服很多（图11）。

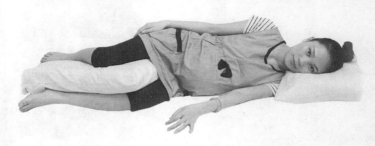

图 11

3）**起床时**：最好不要由平躺位直接抬起上身，孕妈妈应该先侧身，用手按压着床面帮助支撑起上身（图12）。

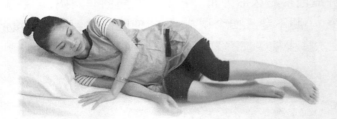

图 12(1)

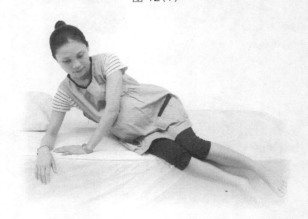

图 12(2)

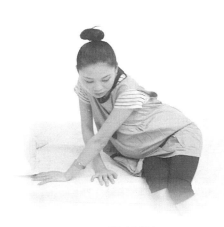
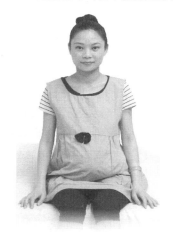

图 12（3）　　　　　　　　　　　图 12（4）

4. 饮食注意事项

（1）多食含钙较丰富的食物，必要时可根据医生建议服用钙剂。

（2）补钙同时，孕妈妈还要注意日光照射以促进钙的吸收。

5. 其他注意事项

（1）孕妈妈要常注意保护自己的腹部，避免外界撞击，避免摔跤。

（2）孕妈妈应该保证每天 1~2 小时午休，总睡眠时间每天 8~9 小时。

（3）每天保证一定运动量，这样可以帮助孕妈妈正常分娩。

（4）距预产期 2 周时，可以休产假，以防备早产。

（5）生活要有规律，稳定情绪，充满自信地度过这个时期，顺利分娩。

五、"脚浮肿"与"腿抽筋"

1. 孕妈妈"脚浮肿"与"腿抽筋"的原因

（1）孕妈妈"脚浮肿"的原因

孕妈妈中有很大一部分在怀孕后期小腿会出现水肿现象，一般下午较明显，夜里休息后会有消退。对大多数孕妈妈来说，下肢水肿是一种生理性水肿，主要有以下原因：

1）**下肢血液回流受阻**：妊娠后期，增大的子宫压迫下腔静脉，使下半身的血液回流受阻,静脉压升高,引起下肢水肿。

2）**血液稀释**：孕期血容量增加,但红细胞增加的幅度不如血浆增加幅度大,血浆蛋白则没什么增加,血液相对变稀,血浆胶体渗透压降低,水分移向组织间隙而水肿。

3）**内分泌变化原因**：怀孕后,内分泌功能发生变化,雌激素、醛固酮分泌增多,体内水、钠潴留较多,可引起水肿。

(2) 孕妈妈"腿抽筋"的原因

有些孕妈妈在晚上或临睡时会发生小腿抽筋,有的一夜发生十多次,每次持续时间 2~4 分钟,医学上称为"下肢痉挛"。引起孕妈妈下肢痉挛的主要原因:一是缺钙;二是久坐或受寒、疲劳过度;三是妊娠后期子宫增大,使下肢的血液流通不畅。

2. 应对"脚浮肿"与"腿抽筋"有哪些妙招

(1) 应对"脚浮肿"的妙招

仅有小腿水肿一般不需要治疗。只要多加休息,避免站立时间过长,适当做些如抬高下肢的动作,少吃盐,水肿会减轻甚至消退。不可滥用利尿药物,因为利尿药会排钾,可能会造成血钾过低。如果水肿严重,漫至大腿以上部分,体重增加较快,血压升高,尿中出现蛋白,则应警惕是否并发妊娠高血压综合征,应及时到医院诊断治疗。

(2) 应对"腿抽筋"的妙招

如果孕妈妈小腿出现抽筋,可先由下向上轻轻地按摩小腿肚,再按摩踇趾及整条腿,一般都能使痉挛缓解。如缓解不明显,则可把脚放在温水盆内,热敷小腿,并摇动足部,痉挛即可缓解。

3. 如何预防"脚浮肿"与"腿抽筋"

(1) 如何预防"脚浮肿"

1）**平躺后把脚抬高**：高于心脏水平,能够使血液更容易回到心脏,浮肿也就比较容易消除了。

2）**坐时把脚垫高**：坐在椅子上的时候,可以把脚放到小台子上;坐在地板上的时候,就用坐垫把脚垫高。

3）**睡觉时尽量左侧卧位**：孕妈妈应注意休息,每天卧床休息至少9~10 小时,中午最好能休息 1 小时,左侧卧位利于水肿消退。

4）**适当散步**:散步对于浮肿的预防是很有效果的。

5）**台阶运动**:利用台阶,双脚做上下运动,能锻炼小腿的肌肉,从而有助于预防浮肿。孕妈妈肚子变大很容易失去平衡,所以运动时一定要扶住墙壁或是桌子等东西。

（2）如何预防"腿抽筋"

1）不要长时间站立或坐着,应每隔一小时左右就活动一会儿,防止过度疲劳。

2）每天到户外散步半小时以上。

3）平时注意养成正确的走路习惯,让后跟先着地;伸直小腿时,脚趾弯曲不朝前伸。

4）每晚临睡前用温水洗脚,并对小腿肚进行 2~5 分钟的按摩。

5）应增加钙和维生素 B_1 的摄入,孕妇每天钙的摄入量应不少于1.5 克。

6）要经常吃些含钙丰富的食物,如牛奶、大豆制品、蛋类、海产品及蔬菜、水果等。

7）因为钙质在人体内的吸收需要维生素 D 的参与,因此孕妈妈应常晒太阳,对严重缺钙者,必须在医生指导下补充钙剂。

六、孕期其他常见不适症状,如何居家处理

1. 怀孕初期恶心、呕吐怎么办,怀孕后期胃区不适怎么办

（1）恶心、呕吐怎么办

恶心、呕吐是妊娠头 2 个月最常见的不适,约 50% 的孕妈妈有不同程度恶心表现,1/3 的孕妈妈有呕吐经历,以清晨最明显,少数孕妈妈全天频发。

1）根据降低孕妈妈焦虑状态并提供健康环境,可以减少恶心、呕吐的护理原理,指导孕妈妈全身性的预防措施有:休息、放松、保持精神愉快、适当锻炼、保持环境空气流通。

2）根据减少孕妈妈胃内食物量,可以使胃肠蠕动减慢的原理,指导孕妈妈减少液体摄入量,餐后散步和少量多餐,如吃 2~3 块饼干后马上散步等。

3）根据减慢孕妈妈活动以减少消耗，可以减少恶心、呕吐发作的原理，建议孕妈妈静卧 20~30 分钟后再慢慢散步；起床时，着装等动作宜缓慢。

4）避免油炸气味及油腻食物等不良刺激，可以减少恶心、呕吐的发作。

必备常识

　　预防第一次呕吐的发生和发生呕吐时的控制很重要，因为呕吐一旦成为习惯，则很难克服。呕吐会消耗必要的营养，因而需注意补充孕妈妈每日的营养需要。如果呕吐症状严重且持续发生，应该及时止吐处理，必要时到医院按医嘱用药以控制呕吐症状。

(2) 胃区不适怎么办

　　由于子宫增大造成胃部受压，再加上孕期胃肠蠕动减弱，胃部肌肉松弛，尤其是胃入口的括约肌松弛，致胃内容物倒流到食管下段，食管黏膜受到刺激，孕妈妈常出现反酸（烧心感）、上腹部压迫等症状。

必备常识：怀孕后什么情况会加剧"烧心"症状

　　饭后立即卧床、进食过多或摄取过多脂肪及油炸食品均会加剧"烧心"症状，故应避免。

1）指导孕妈妈遵循"少量多餐"的原则，可以减少胃内食物量，以缓解胃区不适症状。

2）脂肪有抑制胃酸分泌的作用，因此饭前吃些奶油、奶加工食品，有预防"烧心"作用。"烧心"已经出现，再吃奶油制品食物就不起作用。

3）可以服用氢氧化铝、三硅酸镁等制酸剂，但应避免选用含碳酸氢钠的食物（如苏打饼干）或药物，以免所含的钠离子促使水潴留，造成电解质的紊乱。注意：服用任何药物均需在医生指导下进行。

(3) 如何解决胀气

　　怀孕期，由于胃肠道活动减弱，肠内气体常易积聚引起令孕妈妈不悦的腹胀。胀气大多不需特殊治疗，解决方法是：

1）帮助孕妈妈识别易胀气的食物，如土豆、红薯、芋头、板栗等高淀粉食物，豆腐、豆浆等豆制品以及乳制品等，指导其选择容易消化的食品。

2）避免过饱情况，以少量多餐方式满足机体的需要。

3）建议孕妈妈适当锻炼并养成定期排便的习惯，均能促进肠蠕动，有预防和减轻腹胀的作用。

4）必要时到医院可按医嘱使用缓泻剂或软化大便的药物，保持大便通畅，也有助于减轻症状。

（4）如何预防便秘

孕期由于增大的子宫推挤使小肠移位、液体摄入及室外活动量减少以及孕期肠蠕动减慢等原因很容易造成便秘。便秘多不需特殊治疗，解决方法是：

1）与孕妈妈共同讨论并使其理解液体的摄入量、新鲜水果、蔬菜以及纤维素食物的重要性。

2）鼓励每天适量运动，以助维持良好的肠道功能。

3）必要时按医嘱使用大便软化剂或缓泻剂，但不能养成依赖药物的习惯。

2. 出现尿频、尿急是否正常

孕期容易出现尿频、尿急等现象，主要是有以下原因：

（1）妊娠早期，由于增大的子宫压迫膀胱，孕妈妈常出现尿频、尿急。

（2）当妊娠12周子宫越出盆腔后，症状自然消失。

（3）妊娠晚期，由于胎先露的入盆，膀胱再次受到挤压，尿频现象又重复出现。某些孕妈妈在咳嗽、擤鼻涕或打喷嚏时有尿外溢情况，这是由于孕期盆底肌肉松弛，在咳嗽、打喷嚏等腹内压增加时出现的压力性尿失禁。

只要排除尿道感染情况，尿频、尿急属于正常现象，不必要为此限制液体的摄入量，以免导致脱水。同时孕妈妈可作缩肛运动，训练盆底肌肉的张力有助于控制排尿。尿频、尿急以及孕期溢尿情况，在妊娠终止后，症状自然消失。如果妊娠终止后尿频、尿急症状继续存在，表示会阴肌肉过度松弛或盆底有损伤，应到医院进一步检查、处理。

3. 眩晕发生的原因及如何预防

许多孕妈妈有眩晕现象，尤其在拥挤、空气不流通、人群聚集的场所。眩晕发生原因：

（1）孕妈妈长时间站立或突然改变体位,出现低血压状态而导致眩晕或疲劳。

（2）由于过度兴奋或焦虑影响呼吸功能导致换气过度和眩晕。

（3）妊娠期血液被稀释引起"生理性贫血"或低血糖状态。

（4）较长时间的仰卧位,巨大子宫压迫下腔静脉,使回流血量及心搏出量减少、出现低血压可致眩晕。

处理措施是帮助孕妈妈识别造成眩晕的诱发因素,针对原因采取相应的措施。例如告诫孕妈妈应该避免过快地变换姿势,避免长时间地站立,避免过度兴奋和精神过度紧张,以及避免过度疲劳等。

指导孕妈妈采取侧卧位方式,尤其是左侧卧位,不仅可以改善胎儿血氧供应,还可以预防仰卧位低血压综合征引起的眩晕。如果出现眩晕症状,经上述措施处理后无效或仍频繁眩晕,均应与医生联系,以免延误病情。

4. 怎样预防静脉曲张

静脉曲张可能发生于下肢,偶尔发生于外阴部。造成静脉曲张的原因是由于妊娠子宫压迫盆腔静脉,影响下肢静脉回流所致。持久站立位工作,妊娠晚期腹内压力的增加,都促使静脉曲张加重。

采取相应的措施,改善下肢静脉回流状况,则可预防或缓解静脉曲张。具体做法是:指导已出现症状的孕妈妈增加卧床休息机会,坐位时注意抬高腿部,促进下肢血液回流;平卧位,双腿向上伸直贴着墙面,脚跟靠墙,每日做数次,每次 2~5 分钟(图 13)。晚期妊娠阶段孕妈妈往往难以接受这种姿势,可以使用弹性绷带。更为重要的是,预防静脉曲张的发生,最为简单的方法就是提醒孕妈妈:坐位时尽可能抬高腿,避免过久站立,避免穿环形紧口袜带。

5. 阴道分泌物增多怎么办

妊娠期间,由于激素的作用,新陈代谢旺盛,阴道上皮细胞及宫颈腺体分泌旺盛,致阴道分泌物增多,通常为乳白色,属于正常的生理现象。当发现阴道分泌物增多时,要善于识别异常情况,例如分泌物为黄绿色或带血伴难闻的臭味,以及外阴有明显刺激、瘙痒等症状,需及时到医院检查明确分泌物的性质,并予以及时治疗。

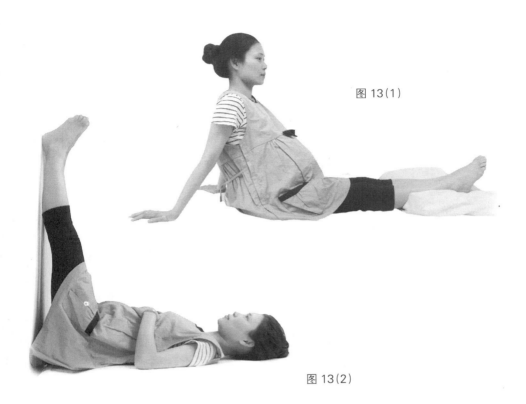

图 13(1)

图 13(2)

　　如果属于生理现象,需与孕妈妈讨论阴道分泌物增多出现的原因并为其提供有效的处理措施,例如勤淋浴,常换内裤,保持外阴部的清洁,避免穿化纤质地的内裤,推荐使用吸水性好、质地柔软的棉质内裤,会使自己感觉舒适、清爽。

6. 痔疮发生的原因及如何处理

　　痔疮于妊娠晚期多见或明显加重,原因是增大的妊娠子宫压迫和腹压增高,使直肠静脉回流受阻和压力增高导致静脉曲张。应多吃蔬菜,少吃辛辣食物,必要时服缓泻剂软化大便,保持大便通畅。若痔已脱出,可用手轻轻将脱出的痔块推回肛门内。痔疮症状大多于分娩后明显减轻或自行消失。

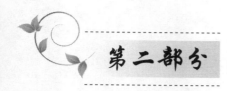

第二部分

为了顺利生产和体形重塑,孕期应做哪些准备

一、为了顺利生产和体形重塑,孕期应加强肌肉锻炼

怀孕期间,随着胎儿的发育,子宫不断增大,对膀胱和下腔静脉造成一定程度的压迫,加上体形的改变,使不少孕妈妈出现尿频、下肢静脉曲张和腰酸背痛等不适。适量的产前肌肉锻炼可减轻以上症状,同时,练习与分娩有关的肌肉可帮助孕妈妈增加分娩时的力量,减少分娩时的痛楚,使产程顺利。因此,在怀孕5个月后,孕妈妈可视个人的身体情况开始进行产前肌肉锻炼。

1. 盆底肌锻炼

盆底肌肉有支撑并保护子宫内胎儿的作用,并可参与排尿的控制。①女性怀孕后这些肌肉会变得松弛,由于胎儿的重量,下腹一般会有沉重感;②到了怀孕后期,可能会有漏尿症状;③在产后,由于下腹部肌肉的松弛,也影响体形。为了避免发生这些问题,孕期女性应该经常锻炼盆底肌肉。

方法: 仰卧位,头部垫高,双手平放在身体两侧,双膝弯曲,脚底平放于床面,用力收缩盆底肌肉(像忍住大小便一样),约5秒后放松,重复做10遍,每天做2~3次(图14)。

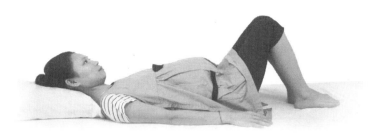

图 14

2. 腰腹肌锻炼

这项练习可以活动骨盆,也可增强腹部肌肉力量并使背部更加灵活,这对将来的分娩很有好处。如果孕妈妈有背痛,进行此练习还可以减轻症状。

方法: 四点跪位,手臂伸直,用双手掌、双膝支撑趴在床上,先抬起头,背部向下放松。然后深吸气,缓慢呼气的同时收紧腹部和臀部肌肉,使背部尽量向上弓起,此姿势保持约5秒,然后放松,恢复原姿势,重复做10遍,每天做 2~3 次,注意练习时保持两肩不动(图 15)。

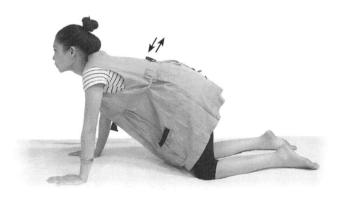

图 15

3. 胸肌锻炼

此动作可锻炼胸肌,增强对乳房的承托力。

方法: 坐位,双手互扣在胸前,吸气,呼气同时双手用力互压并保持 5 秒后放松,重复做 10 遍,每天做 2~3 次(图 16)。

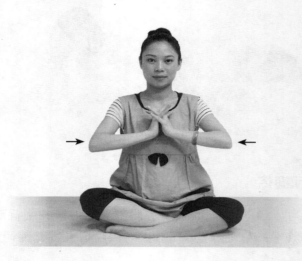

图 16

4. 大腿内侧肌锻炼

此动作可舒缓大腿内侧肌肉,让两腿在分娩时能很好地分开,使产程顺利。

方法: 盘坐,脚底相对,双手放在双膝上,深吸气,然后缓慢呼气,双手将双膝慢慢向下按,使大腿内侧肌肉拉紧,保持约5秒后放松,重复做10遍,每天做 2~3 次(图 17)。

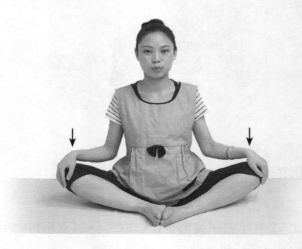

图 17

5. 腿部训练

此动作可促进腿部血液循环,减少下肢水肿及抽筋等情况发生。

方法:仰卧位,双脚用两个枕头垫起,脚趾及脚踝上下摆动 10 次(图 18(1)),然后向左右摆动 10 次(图 18(2)),每天做 2~3 次。

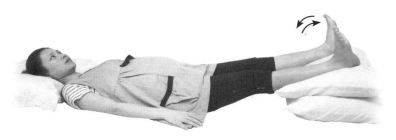

图 18(1)

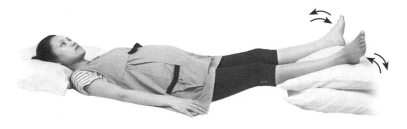

图 18(2)

6. 下蹲训练

此动作能活动膝、髋关节,使孕妈妈的骨盆关节灵活,以适应分娩时的姿势。

方法:站立位,两脚分开,手握稳妥的扶手,下蹲屈膝,使臀部贴至脚跟,再用下肢力量站起,重复做 10 遍,每天做 2~3 次(图 19)。

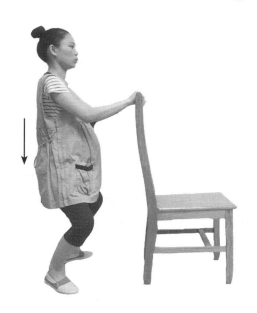

图 19

必备常识:孕期肌肉锻炼时应注意什么

以上所介绍的几种产前肌肉锻炼,要持之以恒,但一定要量力而行,以不疲劳为度,如在练习时有不适感,应停止或休息片刻后再练习。

二、为了避免生产时紧张,产前有哪些松弛技巧

初次怀孕的女性在产前都非常紧张,随着预产期的临近,他们对分娩有一种恐惧感,这对于分娩来说并不是好事。因此,产前孕妈妈应该要学会去放松心情。产前怎样放松心情呢? 下面我们将从多个角度来介绍一些放松的技巧。

1. 视觉放松

孕妈妈所看到的环境将影响到她们的心情和行为,因此孕妈妈要尽量为自己创造一个放松的环境,例如:①柔和的光线、灯光等能够带来宁静、安全和温暖;②同时也可以将一些风景画放在屋里让你可以随时放松;③放一些漂亮、可爱的宝宝图片也能让你感觉温馨。

 必备常识:产前看什么画面能放松心情

不要看那些令人不安的新闻和恐怖影片,可以看一些旅游风景影片和喜剧,让孕妇长期保持愉快的心情,忘记孕期产生的不适。

2. 听觉放松

音乐能够让孕妈妈稳定情绪。因此,孕妈妈们可以选择一些适合自己的音乐,如胎教音乐、轻音乐等,这样可以让孕妈妈保持心身放松,也能够让自己在分娩的时候听到这种音乐后就产生自然的放松的意识。

3. 意想锻炼法

首先采取舒适的体位,深吸一口气并屏住4秒,慢慢默数1至5,然后

呼出，可以使全身肌肉放松。重复 2~3 次，直至完全松弛为止。然后，回想一些让自己愉快的事情。

4.精神松弛法

闭上双眼，深吸一口气，然后缓慢呼出，使愉快的意念流通至头部，去除杂念。如出现任何烦恼的思想时，可在呼吸运动中默念"不要有杂念"或恢复全神贯注做深呼吸。想象诸如湛蓝清澈的天空或平静开阔的大海等画面，同时观照你的呼吸。

三、为了增加产时动力，孕期应进行呼吸运动训练

临产时采用正确的呼吸方法可以缓解疼痛，故而产前进行适当的呼吸训练，可以有效地缓解产妇分娩时所产生的痛楚。孕妈妈可以在客厅的地板上铺一条毯子，或者直接在床上练习，同时播放一些优美的胎教音乐。孕妈妈盘腿而坐，在音乐声中，首先要让自己的身体完全放松。具体方法如下：

1.宫缩控制呼吸法

随宫缩强弱调整呼吸频率，宫缩强时呼吸短促，宫缩弱时呼吸舒缓：①模拟子宫收缩初期，规律地用 4 个"吸"、1 个"呼"的呼吸方式；②模拟子宫收缩渐渐达到高峰时，用大约 1 秒 1 个"呼"的呼吸方式；③模拟子宫收缩逐渐减弱时，恢复使用 4 个"吸"、1 个"呼"的呼吸方式；④模拟子宫收缩结束时，做一次胸部呼吸，由鼻子吸气，再由嘴巴吐气。

2.呼吸配合腹部按摩

练习呼吸的同时，可配合手部动作按摩腹部缓解产痛。假想宫缩阵痛来临了，开始缓慢而有节奏地用鼻子深吸气，很自然地将气吸入下腹部，持续 3 秒，同时双手掌面由腹部两侧向腹中央再往下腹部边滑动边按摩。之后用嘴缓缓吐气，持续 3 秒，同时两手掌随着哈气动作边滑动边按摩回到原处。重复上述动作，每分钟 11~13 次左右（图 20）。

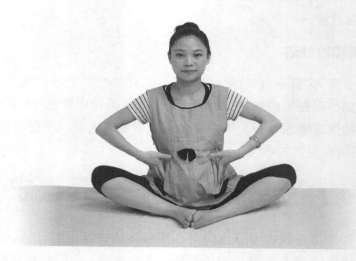

图 20(1)

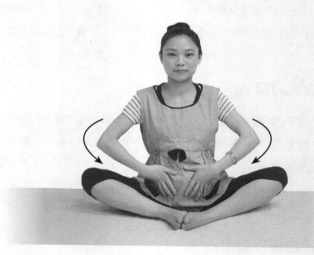

图 20(2)

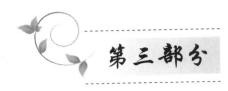

第三部分

重回青春靓丽，产后应掌握哪些知识

一、"知己知彼，百战百胜"，产褥期新妈妈身体变化不可不知

分娩结束后至产后 6 周为产褥期。在此期间，由于妊娠和分娩引起变化的全身各器官，逐渐恢复到妊娠前状态。而乳房在妊娠期变化的基础上开始分泌乳汁。产后新妈妈有什么生理特点：

1. 子宫在胎盘娩出后约 6~8 周可以恢复到原来未孕状态。

2. 产后血液、坏死蜕膜等组织经阴道排出，被称为恶露。恶露会随着子宫收缩而排出，直至产后第 6 周左右才会完全排净。

3. 产后宫颈会变得短而松弛，但以后会逐渐恢复到原来的外形。

4. 盆底组织在分娩时可能被撕裂，变得松弛。

5. 阴道壁在分娩后变得松弛，不能完全恢复到孕前，阴道也会有不同程度的缩短。

6. 月经和卵巢功能在逐渐恢复：一般非哺乳妈妈，月经在产后 10 周左右恢复正常排卵和月经；而哺乳妈妈则在产后 4~6 个月后才开始恢复。

7. 子宫增大会使腹部皮肤弹性纤维断裂，腹壁松弛，至少 6~8 周后才能恢复，但腹壁上原有的紫红色妊娠纹逐渐变白，并永久存在。

8. 盆腔韧带比未孕时松弛，需长时间才能恢复。

9. 分娩后由于胎儿、胎盘、羊水等的娩出以及出汗、排尿、排恶露等原因，体重会减少 3.5~7 千克，但不能马上减少到未孕时的体重。

10. 产后 2~3 天开始,乳房会增大,变得极度膨胀、坚实,局部温度增高,有乳汁分泌。产后哺乳和断乳会造成乳房松垮、下垂,因此乳房在产后生活中格外需要得到重点照顾。

二、产褥期常见问题该如何应对

1. 生命体征有哪些变化

(1) 体温变化

产后 24 小时内,体温略升高但不超过 38℃。产后 3~4 日可能会出现"泌乳热"(乳房充血影响血液和淋巴回流,乳汁不能排出),一般也不超过 38℃。如体温持续升高,并伴有乳房表面红肿、触痛则为乳腺感染的表现。产后 10 天内,有连续两次以上超过 38℃的体温,称病态产褥。

(2) 心率变化

当心率加快时,应注意有无感染和失血过多。

(3) 血压变化

血压于产褥初期平稳,若血压下降,需警惕产后出血,对有妊娠期高血压疾病者,产后仍应监测血压。

2. 子宫收缩痛正常吗

产后子宫收缩引起的疼痛,称为宫缩痛。经产妇宫缩痛较初产妇明显,哺乳者较不哺乳者明显。宫缩痛一般可承受,多在产后 1~2 日出现,持续 2~3 日自然消失,不需特殊用药,也可酌情给予镇痛剂。

3. 什么是产褥汗

产后一周内,孕期潴留的水分通过皮肤排泄出来。在睡眠时明显,产妇醒来满头大汗,习称"褥汗",不属病态,产后一周自行消失。

4. 什么是恶露,您的恶露正常吗

产后含有血液及坏死蜕膜等组织经阴道排出,称为恶露。根据其颜色及内容物分为血性恶露、浆液恶露、白色恶露。正常恶露有血腥味,但无臭味,一般持续 4~6 周,总量可达 500 毫升。若有胎盘、胎膜残留或感染,可

使恶露时间延长，并有臭味。

（1）血性恶露

产后头 3 天，恶露中含血液较多，色鲜红，有时有小血块，并含有少量的胎膜、胎脂和坏死的蜕膜组织。血性恶露约持续 3~4 天逐渐转为浆液恶露。血性恶露的时间过长，表示子宫复旧不良。

（2）浆液恶露

由于子宫内膜逐渐修复，出血明显减少而含浆液较多，恶露由鲜红色转为淡红色。恶露中有较多坏死的蜕膜、宫颈分泌物和细菌。浆液恶露可持续 7~10 天，以后逐渐变为白色恶露。

（3）白色恶露

产后两周以后，新生的子宫内膜覆盖子宫内壁，已无出血，恶露呈白色，主要由坏死退化的蜕膜、表皮细胞、白细胞和细菌等组成。白色恶露约持续 2~3 周干净。

三、产褥期应该注意什么

产褥期母体各系统发生许多变化，如果不能正确处理产褥期的这些变化，则可能出现病症。

1. 产后 2 小时需注意什么

产后 2 小时内极易出现产后出血、产后心衰、产后子痫和羊水栓塞等严重并发症。注意观察生命体征，每半小时测一次心率、血压、呼吸。①心脏病、妊娠期高血压疾病产妇更要密切注意心功能变化；②注意阴道流血及子宫收缩情况，若产后 2 小时一切正常，可将产妇连同新生儿送回休养室。

2. 产后一周重点注意什么

观察重点仍是血压、心率、体温、呼吸，同时应注意预防晚期产后出血。

3. 怎样合理营养与饮食

产后建议少量多餐，以清淡、高蛋白质饮食为宜，同时注意补充水分。

4. 怎样预防排尿困难与便秘

产后应尽早自行排尿,产后 4 小时即可以自行排尿。若排尿困难,可采用以下方法:

①温开水冲洗会阴,热敷下腹部刺激膀胱肌收缩;②针刺两侧气海、关元、阴陵泉、三阴交等穴位;③肌注新斯的明 1 毫克兴奋膀胱逼尿肌,促进排尿。上述处理无效时,可留置导尿管 2~3 日。

产妇活动少,肠蠕动减弱,易发生便秘,应鼓励产妇早日下床活动,多吃富含纤维素类食物,以预防便秘。对便秘者可口服适量缓泻剂,如乳果糖。

5. 怎样观察子宫复旧及恶露

产后 1 周内应每日大致相同时间用手测宫底高度,以了解子宫复旧情况。测量前产妇应排尿。每日观察恶露颜色、数量及气味。若子宫复旧不全,恶露增多,红色恶露持续时间较长,应及早给予子宫收缩剂。若合并感染,恶露有臭味且有子宫压痛,应给予敏感抗生素以控制感染。

6. 会阴如何处理

用 2% 苯扎溴铵溶液擦洗外阴,每日 2 次。会阴缝线一般于产后 3~5 日拆线。若会阴伤口感染,应提前拆线,充分引流或行扩创处理,并定时换药。

四、产褥期后(即产后)常见问题,如何居家处理

1. 如何处理产后腰背痛

在门诊看病的时候经常遇到一些新妈妈,她们告诉我产后经常出现腰背部酸痛不适,平时做一下家务或弯腰后就会出现腰背痛,有时候连在床上睡觉也不舒服,越睡觉疼痛越厉害,在医院拍 X 线片及磁共振成像检查也没看到异常,去看骨科医生都是开一些止痛药,吃了药就好点,停药疼痛又回来,严重困扰了她们的生活,问医生是什么病,医生经常都会说是腰肌劳损,休息一下就会好了,但有些人产后经过了很多年都还是受到腰背痛

的困扰，到底是什么原因引起疼痛，现总结如下：

（1）了解诱发产后腰背痛的原因

1）孕期随着胎儿不断增大，孕妈妈的腰部受力逐渐增加，腰背肌肉容易劳损。同时由于孕期内分泌的变化，连接骨盆的韧带也变得松弛，关节间的活动度增加，在活动时容易造成损伤。产后这些原因均可引发腰背痛。

2）产后新妈妈要经常弯腰照料宝宝，如给宝宝洗澡、穿衣服、换尿布，经常从床上抱起宝宝等，易引起腰背肌劳损。

3）很多新妈妈产后活动少，经常躺或坐在床上休养，进食过多补品，体重不断增加，增大了腰背部肌肉的负荷。

4）产后避孕方法不恰当，导致人工流产次数多，或过早同房，导致肾气损伤而引起腰痛。

5）产后为了美观，经常穿高跟鞋，使身体重心前移，引起腰背部肌肉疲劳，产生腰背部酸痛感。

6）新妈妈经验不足，害怕宝宝跌倒，经常采取不放松的姿势给宝宝喂奶，使腰背部肌肉总处于不放松的状态中，腰背部肌肉受到损伤。

7）产后易出现子宫脱垂，子宫脱垂时子宫就会沿阴道向下移位，会出现腰骶部不适。

8）产后恶露未清，淤血阻络，或产后不慎感受风寒湿邪侵袭，致使腰背部经络不通，不通则痛，而出现疼痛。

（2）知道预防腰背痛有妙招

1）**从孕期即开始预防腰痛**

饮食：均衡、合理地进食，避免体重过重而增加腰背肌肉的负担，造成腰背肌肉和韧带的损伤。

休息：注意充分休息，坐位时可将枕头、坐垫一类的柔软物垫在腰部，使自己感到很舒服，同时减轻腰部的负荷。

睡眠姿势：睡眠时最好采取左侧卧位，双腿屈曲，减少腰部的负担。

穿鞋：穿轻便、柔软、坡跟的鞋子，不要穿高跟鞋，以减少骨盆的前倾，减轻腰部负担。

2）**注意产后家居的布置：**准备一张专门为宝宝换尿布或洗屁屁的桌子：桌子高低要适宜，最好有多个抽屉，把经常使用的尿布、纸尿裤、爽身粉、护臀油及其他常用物品放在里面，不用弯腰即可伸手拿到，减少腰背部肌肉劳损。桌子能与婴儿床或摇篮相连放置，旁边放上一张与之匹配的椅子就更好不过了。

在厨房准备一个多层架子或柜子:放在适宜高度,以伸手可及为度,把经常使用的喂奶用具放在里面,可使新妈妈做家务时不用弯腰,利于子宫复位。

选择合适高度的婴儿床和车:建议选购可升降的婴儿床,小童车的高度也要注意方便妈妈照料宝宝,避免每次从睡床或童车里往外抱或放宝宝时总得过度弯腰。

清理房间地板时选用长柄扫帚、拖把和簸箕:以腰部少弯腰和不会很快产生酸痛感为宜,每次清理时间不要过长,尤其是产后 3 个月内。

(3) 发生产后腰背痛怎么办

1)**选择正确的哺乳姿势**:在给宝宝喂奶时,尽量选择轻松、舒适的姿势,可向有经验的妈妈学习,不要让背部感觉到拉紧或者压迫。

侧卧式哺乳,可以在背部后面放置一个枕头或者靠垫。

坐位式哺乳,以坐在低凳上为好。如果椅子比较高,可在脚下垫一个小板凳,身体靠在椅子背上,可在膝上放一个枕头或者小垫子把宝宝抬高。

2)**保证钙的摄入量**:在孕期,大部分孕妈妈对"补钙"问题都很在意,一旦宝宝出生后,"补钙"容易被忽略。其实,哺乳期的新妈妈所需要的钙量比孕晚期还要多,这不仅关系到母乳中钙的含量是否足够,而且也是很多新妈妈出现腰痛的重要原因。孕早期需要的钙量是 800 毫克 / 天,妊娠中晚期需要 1000~1200 毫克 / 天,而哺乳期则需要 1500 毫克 / 天。此外,摄入钙的同时要注意补充适量的维生素 D,以帮助钙的吸收。

3)**做家务要适度**:熨烫衣服时,最好采取坐姿,以舒适为主。

使用吸尘器或拖地板时,可以采取击剑运动员的姿势,一脚向前迈一小步,膝盖弯曲,以保持腰部挺直。

尽量避免提重物,如果一定要提的话,建议将物品分多次提取,提起重物时膝盖弯曲,而不是弯腰,采用下蹲的姿势将重物提起来,以减少腰部负荷。

4)**照顾宝宝要量力而行**:新妈妈喜欢抱着宝宝的亲密感觉,但经常一个姿势长时间抱着宝宝,易造成局部关节韧带和肌肉的劳损。所以,要记得经常调换姿势,抱宝宝的时间也不宜过长;给宝宝洗澡、做抚触、换尿布也不一定每次都要您亲自出马,尤其是在坐月子期间,多给爸爸一些机会,不仅能够让您得到休息,还可以增进爸爸与宝宝的关系。

5）**产后及时、适当运动**：自然分娩的新妈妈在 6 小时后即可自行下地做轻微活动，24 小时后基本能正常活动。

剖宫产的新妈妈在麻醉平卧期过去约 24 小时后，除特殊情况外，一般可自行下地，具体以医生指示为准。这是产后新妈妈的第一个最佳活动期，在这个时间范围内，越早活动腿脚，越利于产后身体的恢复。从产后 3 天开始，可适当增加床上的健身活动。

6）**避免长时间伏案工作**：很多新妈妈休完产假后就要投入紧张的工作，特别是白领妈妈，需要长久伏案或对电脑工作，易造成胸腰部肌肉韧带劳损。所以，要提醒白领妈妈们每工作 40~60 分钟，就要站起身来活动一下，做一些胸腰部的肌肉拉伸练习。

7）**产后注意保暖**：中医认为在"月子"期间，新妈妈筋骨、腠理大开，身体虚弱，内外空虚，此时如不慎受到风寒侵入，筋骨腠理合闭，会使风寒包入体内，血脉运行不畅，不通则痛，造成产后的周身酸痛，因此产后的保暖非常重要，如果患了产后风湿，民间常主张在"月子"里用艾叶水熏洗全身，以疏通全身经络。

8）**家庭自我按摩治疗**：用一手掌从上向下推搓腰背部 3~5 遍，以皮肤有温热感为宜；用双手拇指从上向下沿着两侧的背腰肌进行按压 3~5 次；双手握拳用拇、食指面沿着腰背肌从上向下交替叩击，以皮肤有温热感为宜；双手掌交替在腰背部从上向下推摩，以皮肤有热感为宜。同时应注意平时腰部保暖，坐姿时间不应过长，并注意腰部适当的活动锻炼。

9）**针灸、推拿治疗**：针灸推拿治疗通过刺激相关经络、穴位，以达到疏通经络、推行气血、扶伤止痛、祛邪扶正、调和阴阳的疗效。

10）**物理因子治疗**

① **超短波电疗法**：急性期宜用无热量，慢性期宜用微热量，15 分钟 / 次，1 次 / 天，14 天为一个疗程。低中频电疗法：以疼痛为主要症状时，选择止痛方，每次 20 分钟，1~2 次 / 天，急性期与超短波配合效果更佳。

② **磁疗法**：磁疗可缓解疼痛，改善血液循环，消除肿胀。每次 20 分钟，1 次 / 天。

③ **热疗法**：热疗有镇静、止痛、消炎、解痉的作用。家庭可选用热水袋、热毛巾或用粗盐炒热外敷（注意控制温度，避免皮肤烫伤）；医院里可酌情选用蜡疗、中药封包治疗等，每次 20~30 分钟，1~2 次 / 天。

④ **超声波疗法**：超声电导经皮靶向给药技术是通过超声波、电致孔等

现代物理方法将药物透过皮肤定量、定向、定时地送入病变组织和器官,达到靶向给药的目的,被称为第三代给药治疗方法,可促进血液循环,消炎止痛。治疗每次 20~30 分钟,1 次 / 天。

⑤ **光疗法**:通过光电效应及热效应,具有改善血循环,促进吸收,缓解痉挛,消炎等作用。可选用超激光疼痛治疗仪、红外线治疗等,每次 20~30 分钟,1~2 次 / 天。

2. 如何处理产后排尿障碍

在临床工作中经常会遇到一些产后排尿障碍的新妈妈,常发生于产后 1~3 天内,以及剖宫产术后拔除导尿管后 1~3 天内,初产妇多见,尤其是剖宫产及行会阴切开术者。产后排尿障碍是产褥早期最常见的并发症之一,新妈妈们常因此感到异常的痛苦。

(1) 产后排尿障碍的原因

1)分娩过程中,胎儿先露出部分较长时间压迫膀胱,使膀胱黏膜水肿,膀胱张力下降,收缩力变差。

2)产后腹壁松弛,张力下降,造成排尿无力。

3)部分产妇由于分娩过程中使用了各种麻醉药,从而出现膀胱麻痹而导致排尿困难。

4)有些产妇因腹部或会阴部伤口疼痛,害怕缝合线裂开,对排尿有恐惧心理,尿道反射性地痉挛而造成排尿困难。

5)产后需卧床休息,部分产妇因不习惯床上排尿而无法排尿。

(2) 预防产后排尿障碍的妙招

1)产前加强宣教,解除产妇紧张恐惧心理。

2)产前让产妇练习床上排尿,减少产后因不习惯床上排尿而出现排尿障碍。

3)产后 1~2 小时给予热敷及按摩膀胱区:用 500 毫升盐水瓶内盛 60~65℃热水装入布袋,嘱产妇平卧,双下肢伸直,把热水瓶横放在耻骨联合上四横指范围(即膀胱区部位),轻轻上下推转,每次 15~30 分钟,每天 1~2 次。

4)拔除导尿管时做充分准备:留置尿管期间定期夹闭尿管,每隔 2~3 小时放尿一次,训练膀胱收缩力。

5)鼓励产妇多喝水。凡产后 4 小时,产妇就应当排尿一次,以后每隔

3~4 小时排尿一次,定时排尿反射可刺激膀胱肌肉收缩。无产科合并症者产后 24 小时可到厕所解小便。

(3) 诱导排尿方法有哪些

1) **食物疗法:**萝卜煨鲫鱼汤有促进排尿的效果,萝卜利尿,鲫鱼促进乳汁的分泌,产后可常规食用。此外,红豆粥、人参粥、猪肾粥、人参肘子汤、黄芪鸡汤等药膳有补气温阳行水作用,对身体虚弱、有膀胱肌肉收缩功能障碍者有较好疗效。

2) **引尿法:**在卫生间放开水龙头或用水壶倒水而发出流水声,利用条件反射,可刺激产妇产生尿意,引起自动排尿。

3) **温熨法:**在下腹部放置热水袋外敷以刺激膀胱收缩,也可选用温热中药,如附片、生姜、桂枝、肉桂、小茴香等,炒热用纱布包扎于下腹部,温熨效果甚佳,并同时进行局部按摩,每天 3 次,每次 15~30 分钟。

(4) 排尿障碍的治疗方法

1) **下腹部红外线照射:**红外线照射可改善膀胱血液循环,促进膀胱壁水肿、充血的吸收,利于膀胱收缩排尿功能的恢复,每次 20~30 分钟,1~2 次 / 天。

2) **推拿利尿穴:**利尿穴位于脐与耻骨联合之间,在该点推压并间断向耻骨联合方向下推,按逆时针方向,先轻后重,每次 10~15 分钟,3~4 次 / 天。

3) **针灸治疗:**主穴选三阴交、阴陵泉,艾灸关元、气海,可配合电针治疗,每次 30 分钟,1~2 次 / 天。

4) **新斯的明肌内注射法:**新斯的明对膀胱平滑肌有较强的兴奋作用,可为尿潴留患者肌注新斯的明 0.25~0.50 毫克,以促使膀胱逼尿肌收缩而排尿。

5) **导尿法:**首次导尿 500~1000 毫升,留置尿管,每隔 3~4 小时定时开放一次,24~72 小时后一般可自动排尿。留置导尿管期间应注意外阴清洁,必要时加用预防感染的药物。

(5) 如何检测残余尿量

产妇在刚刚恢复排尿以后,要注意膀胱内有无残余尿,残余尿量过多易诱发尿路感染,因此检测残余尿量是一个必需的工作。

1) **自我检查方法:**产妇排完尿后,自己立即在耻骨上方稍稍用力压小腹部,然后体会一下是否有尿意,如果仍有尿意说明有残余尿。

2) **B 超检查方法:**完全排尿后行 B 超检查,检测剩余膀胱尿量,50 毫升以下为正常,残余尿量超过 50 毫升应继续治疗。

3. 如何处理产后关节痛

生产本身就需要非常大的体力消耗,加上十月怀胎和孕后期体能的消耗,产后新妈妈身体虚弱是在所难免的,而且生产后还要照顾孩子,在这过程中新妈妈就很容易忽视了自己的身体,所以很多新妈妈在产后出现诸如关节疼痛等的不适。

新妈妈在产褥期内,出现肢体或关节酸楚、疼痛、麻木者,称"产后关节痛",俗称"产后风"。此病若能及时治疗,大多可以治愈,预后亦佳。如果失治或治疗不及时,可致关节肿胀、屈伸不利、僵硬变形,甚至肌肉萎缩,筋脉拘紧。此病多见于冬春寒冷季节分娩者,生产后接触冷水容易发生本病。

(1) 产后关节痛的原因

西医认为,产后新妈妈体内的孕激素急剧下降,整个身体的激素水平要经历一个重新平衡的过程,而激素又对关节、骨骼的代谢起着重要的调控作用。

1)妊娠后期及分娩时由于骨盆各关节的活动性增加,关节松弛,耻骨联合及骶髂关节轻度分离等,可导致产后肢体关节疼痛;

2)妊娠、产后均需要大量钙质来供应,若母体营养未能满足此项需要,势必动用长骨中储存的钙质来补充,因而也引起肢体骨骼疼痛不适等症状。高龄分娩、难产、剖宫产、多次流产的产妇更容易发生产后关节痛。

传统中医认为,产后气血虚弱,四肢及经脉失养;或产后气血不足,元气亏损,风、寒、湿邪乘虚而入;或产时耗伤肾气;以上均可导致产后关节疼痛,怕风怕冷,腰痛等症状,也就是俗称的"月子病"。

(2) 产后关节痛的表现

新妈妈产后关节痛的表现有肢体关节酸楚、疼痛、麻木、畏寒恶风、关节活动不利,甚至关节肿胀。轻者只局部关节疼痛,重者全身或四肢肿痛乏力,甚至肌肉萎缩,关节变形,难于活动行走。一般在产后 8 周后出现症状,如果不予重视,就有可能持续数月甚至数年。

(3) 产后关节痛的预防措施

只要做好月子保健,完全可以避免产后关节痛,其中如何预防最为重要,以下是产后关节痛的预防措施:

1）适龄生育，以 25~29 岁间为最佳，避免高龄分娩。

2）尽量避免流产，不要随意做剖宫产。

3）优化居住环境，居室要向阳、通风、干燥，并保持室内空气清新。避开潮湿、阴冷的环境。

4）做好保暖工作，尤其要防止出汗后受风着凉。平时随气温变化增减衣物，预防感冒。

5）洗漱宜用温水，远离冷水。

6）注意休息，切忌过劳。

7）保持心平气和，情绪稳定。

8）不吃辛辣生冷食物。

9）坚持正确的坐、立、站、走、睡眠姿势。

10）月子里绝对禁止性生活。

（4）产后关节痛的调理

产后新妈妈一旦出现明显的关节疼痛症状，应及时就医，最好在月子期间就进行诊治，千万别自作主张乱吃止痛药，因为这个阶段的宝宝多数还未断奶，用药不慎会影响哺乳，影响到孩子的健康。治疗以中药为主，进行补血养气祛风湿，并辅助以针灸、拔罐、推拿等中医手法以及相关外用理疗来减轻症状。其中，冬病夏治的"三伏天中药贴敷"对产后关节痛的疗效也很不错。

（5）产后关节痛的外治疗法

1）**艾叶熬水泡澡**：用新鲜艾叶 100 克（干品 50 克）和几片生姜一起熬大半桶水，将水汇入温度适中的热水缸中泡澡。艾叶有理气血、温经脉、逐寒湿兼止痛的作用，产后新妈妈气血两亏易受风寒湿邪，宜常用它煮水洗身子。

2）**生姜捣泥敷贴**：取生姜适量，捣成泥状，直接敷贴于关节处或相关穴位处，用保鲜膜盖上，使姜泥不至于马上变干影响敷贴效果。但需注意，姜泥会灼热皮肤，皮肉细嫩或易过敏者慎用，以免损伤皮肤。生姜可祛风散寒，促进关节周围的血循环和代谢。个别痛点明显的新妈妈宜多用此法辅助治疗。

3）**粗盐袋热敷法**：买食用粗盐 500 克，炒热后加艾叶 50 克，装入纱袋后再用透气性较好的布包住，敷于患处，但需注意调节好温度，防止皮肤烫伤。粗盐袋热敷可缓解局部炎症，改善关节代谢功能。最好能 1 次／天，连续坚持一个星期以上,盐可重复使用。

(6) 产后关节痛的康复治疗

1）**针灸治疗：**针灸通过疏通经络气血,对于缓解局部关节疼痛有较好的效果。

2）**物理因子治疗**

① **超激光治疗：**连续照射患处,15 分钟/次,1 次/天,7 天为一个疗程。超激光可消炎止痛、改善局部循环,并整体性地调节机体功能。

② **低中频电疗法：**以疼痛为主要症状时,选择止痛方,1 次/天,20 分钟/次。低中频电疗法还可改善局部血液循环,促进炎症产物的吸收,加强局部组织的营养和代谢,提高免疫功能。

③ **超短波疗法：**急性期宜用无热量,慢性期宜用微热量,15 分钟/次,1 次/天,7 天为一个疗程。超短波对感觉神经有抑制作用,从而达到镇痛、消炎效果。

④ **微波治疗：**照射患处局部,功率 10~30 瓦特,20 分钟/次,1 次/天,7 天为一个疗程。微波加热后可改善局部血液循环和营养代谢,增加局部的防御能力,促进炎症吸收。

⑤ **温热疗法：**可酌情选用红外线、石蜡疗法。

(7) 产后关节痛的自我处理方法

新妈妈长时间低头照料宝宝、抱孩子喂奶、劳累受凉后,容易出现颈部、肩部、手臂部的疼痛。新妈妈可以自己用手指对疼痛部位进行按摩、点揉,以感觉酸胀或温热为度。

1）**颈部疼痛：**可以自己用两中指同时点揉两侧风池穴,用中指点揉风府穴。平时可在椅子上坐稳,上半身固定,以 360 度轻柔、缓慢地活动头、颈部;避免长时间低头;避免半倚在床沿和沙发扶手上;枕头高低适中(枕头的高度,以仰卧时头与躯干保持水平为宜。一般来说,枕高以 10~15 厘米较为合适,具体尺寸还要因每个人的生理弧度而定),软硬适度;避免颈部吹风、受凉。

2）**肩部疼痛：**可以用手指指揉痛点或手掌掌揉肩关节周围疼痛部位进行治疗,以局部酸胀或温热为度。同时,可以配合用热毛巾或布包热水袋做局部热敷治疗,温度不宜过高以防烫伤皮肤;还可适当做摇肩锻炼。

3）**手部疼痛：**可以用另一只手拇指指揉曲池穴。若疼痛范围比较大,可以用手掌进行掌揉,3~5 分钟。曲池穴相当于肘部弯曲呈 90 度时,肘关节上部中点处。平时不要过于劳累，并注意保暖；可配合做肘部外展、外旋锻炼。

4. 如何处理急性乳腺炎

产后乳腺炎是产褥期常见的一种疾病，多为急性乳腺炎，常发生于产后 2~6 周的哺乳期妇女。而 6 个月后的婴儿开始长牙，这个阶段乳头也容易受到损伤，应该小心预防；而断奶期也要警惕急性乳腺炎的发生。

急性乳腺炎的致病菌多为金黄色葡萄球菌及溶血性链球菌，经乳头的裂口或血行感染所致。本病虽然有特效治疗，但发病后产妇非常痛苦，乳腺组织破坏引起乳房变形，影响喂奶，因此，对本病的预防重于治疗。

(1) 产后乳腺炎的发病原因

1）**乳汁排通不畅，淤积乳房内**：这是产后乳腺炎发病的主要原因。造成乳汁滞留的原因可能是宝宝吸吮姿势不正确，导致奶水不能完全被吸出。另外，新妈妈在喂奶时用指头挤压乳房，也会阻碍乳汁的流出。

2）**乳头皮肤表皮薄弱易损**：由于初产妇的乳头皮肤抵抗力较弱，容易在宝宝的吸吮下造成损伤，细菌侵入。

3）**脱落上皮细胞，引起乳管的阻塞**：乳汁中含有比较多的脱落上皮细胞，更容易引起乳管的阻塞，使乳汁淤积加重，乳汁的淤积又往往使乳腺组织的活力降低，为入侵细菌的生长繁殖创造有利的条件，如不及时疏通极易发生乳腺炎。

(2) 产后急性乳腺炎有何表现

1）患乳肿胀、变硬、疼痛，皮肤发红，严重时出现跳痛。

2）常伴有寒战、高热、患侧淋巴结肿大，查血示白细胞计数增高。若不及时治疗，数天内感染灶中心将迅速坏死，软化成脓。

3）脓肿可向外溃破。深部脓肿可穿至乳房与胸肌间的疏松组织而形成乳房后脓肿。

(3) 产前如何预防产后乳腺炎

建议孕妈妈自怀孕 7 个月开始进行乳头保健护理，以预防产后乳腺炎。如每晚用温水毛巾擦洗两侧乳头各 5 分钟，之后用婴儿润肤油涂于乳头，同时，对平坦和凹陷乳头进行伸展和牵拉练习。

1）**乳头伸展练习**：将两拇指平行地放在乳头两侧，慢慢地由乳头向两侧外方拉开，牵拉乳晕皮肤及组织，使乳头向外突出。随后将两拇指分别放在乳头上、下侧,由乳头向上、下纵行拉开,持续 5 分钟。

2) **乳头牵拉练习:**用一手托乳房,另一手的拇指和中、食指抓住乳头向外牵拉,重复 10 次。做完一侧乳房再做另一侧,1 次/天,连做 2~3 个月。

(4) 产后如何预防产后乳腺炎

1) **产后早吸吮:**产后早吸吮是预防乳房胀痛非常关键的一步。在产后 30 分钟让婴儿与母亲进行第一次亲密接触,协助婴儿与母亲进行"三贴"(即胸贴胸、腹贴腹、下颌贴乳房),进行早吸吮。指导新妈妈每次哺乳时都能掌握正确的方法,并且做到勤哺喂,每 3~4 小时一次,这样可以刺激催乳素产生及泌乳反射形成,使乳汁分泌时间提前;同时经过反复的吸吮,可以促进乳腺管通畅,到乳汁分泌增加时,乳腺管已基本吸通,可有效地预防乳汁淤积和减轻乳房胀痛的发生。

2) **哺乳时一定要让宝宝吃空一侧乳房再吃另一侧,不要两边乳房交替吃。**若新妈妈的奶水很充足,宝宝只吃一边就饱了,另一边又很胀,就一定要把胀的一边乳房的乳汁挤掉,不要留在乳房里,以防形成硬结造成急性乳腺炎。同时养成定时哺乳的习惯,不让宝宝含着乳头睡觉。

3) **新妈妈睡觉时要侧卧与仰卧交替进行,禁忌趴着睡。**以防止挤压乳房引起乳汁淤积造成急性乳腺炎。

4) **不要戴有钢托的胸罩。**妈妈的乳汁会时常不经意地流出,加上因乳房有乳汁充盈造成乳房下垂,这时候新妈妈不要戴带有钢托的胸罩,最好戴专门的哺乳胸罩,以防带有钢托的胸罩挤压乳腺管造成局部乳汁淤积引起急性乳腺炎。

5) **要注意自身卫生清洁。**喂宝宝前后最好用清水擦洗,然后用卫生的毛巾将乳头擦拭干净,保持乳头的清洁。

6) **产后催奶不宜过急。**产后补充营养并不是多多益善,帮助下奶的鱼汤、肉汤或鸡汤一定要根据奶水分泌的多少适量饮用。因为有些新妈妈在开始分泌奶水时乳腺管尚未通畅,而新生儿吸吮能力又弱,如果此时大量分泌乳汁,容易造成奶胀结块,给新妈妈带来痛苦。所以,产后进食下奶的食物应从少量开始。

(5) 如何预防乳头皲裂

1) 每次哺乳前及哺乳后均用热毛巾擦洗乳头及乳房,擦乳头除清洁外还可以增加皮肤的抵抗力和坚韧性。

2) 哺乳后挤出少量乳汁涂抹整个乳头,因乳汁具有抗病作用,且含有丰富的蛋白质，可起到修复表皮的作用。

3）每次哺乳时间不宜过长，一般以一侧乳房哺乳 15~20 分钟为宜，不要让婴儿含着乳头睡觉。

4）哺乳结束后，不要猛力将乳头自婴儿口中拉出。

如乳头已发生皲裂，应暂停吸吮，用吸乳器吸出乳汁哺育婴儿，吸空后用少量乳汁涂抹整个乳头或用消毒鱼肝油外涂。此期间应抓紧时间治疗。

（6）如何纠正乳头短平或凹陷

用右手拇、食指放在乳头两侧，慢慢向两边撑开，牵拉乳晕皮肤及皮下组织，待乳头向外突出时用左手拇、食指捏住乳头轻轻向外提拉数次。也可使用乳头纠正器，效果也不错。

（7）奶胀怎么护理

用热毛巾盖住整个乳房，热敷约 5 分钟，随之柔和地按摩乳房数次，然后用拇指指腹探索硬结明显处，以硬结为中心，一手以"C"形握住乳房，另一手拇指指腹以螺旋式向乳晕推按，力度以产妇能忍受为宜，反复数回合，再由乳房根部向乳晕以同样的方式推按整个乳房，可见乳汁喷涌而出。按摩 2~3 次 / 天，乳腺管基本通畅，乳房胀痛明显减轻或缓解。如产妇不能忍受按摩之痛，可用微波按摩仪进行代替。

（8）得了乳腺炎要不要停止母乳喂养

发生急性乳腺炎时，一般不要停止母乳喂养。因为停止哺乳不仅影响婴儿喂养，而且还增加了乳汁淤积的机会。所以，在感到乳房疼痛、肿胀甚至局部皮肤发红时，不但不要停止母乳喂养，而且还要勤给孩子喂奶，让孩子尽量把乳房里的乳汁吸干净。

而当乳腺局部化脓时，患侧乳房应停止哺乳，并以常用挤奶的手法或吸奶器将乳汁排尽，促使乳汁通畅排出。与此同时，仍可让孩子吃另一侧健康乳房的母乳。只有在感染严重或脓肿切开引流后，或发生乳瘘时才完全停止哺乳，并按照医嘱积极采取回奶措施。

（9）产后乳腺炎的外敷疗法

1）**一般湿敷法**：用毛巾在 40~45 度的热水中浸透并拧干，热敷乳房，双手放在毛巾上由乳房的底部向乳头方向轻揉，以揉通不畅的乳腺管，在此基础上再挤通乳头的开口处。热敷能促进血液循环，扩张乳腺管，轻揉能刺激乳腺管引起泌乳反射，促进排乳通畅。

2）**50% 硫酸镁湿敷法**：对乳房红肿热痛有硬结者，可取 50% 硫酸镁浸湿纱布,敷于红肿处,每次敷 15 分钟,2~3 次 / 天。

3)中药外敷:

芒硝 60 克,蜂蜜适量,调成糊状,敷患乳上,1 次 / 天,连用 3~5 天。

或:葱白 20 根,鸡蛋清 1 个,白糖 15 克。葱白捣烂加蜂蜜、白糖,加热烊化后,趁热敷患乳处,以不烫伤皮肤为度,1 次 / 天,连用数日。

或:五倍子 30 克,研末加醋适量,调成糊状,敷患乳上,外用纱布固定,1 次 / 天,连用数日。

或:葱头 3 个,蒲公英适量,将上述两味药捣碎,敷患处或饮汤,1 次 / 天,连用数日。本方对治单纯性乳腺炎有较好疗效。

(10)产后乳腺炎的康复治疗

1)**针灸治疗:**针灸通过疏通经络气血,起消肿、散结、止痛作用。

2)**物理因子治疗**

① **超激光疼痛治疗:**连续照射患乳局部,15 分钟 / 次,1 次 / 天,7 天为一个疗程。超激光可扩张患乳局部血管,改善循环,并整体性地调节机体功能。

② **微波治疗:**接触照射患乳局部,20 分钟 / 次,1 次 / 天,7 天为一个疗程。对脓肿形成者采取穿刺抽脓,并用无菌生理盐水冲洗脓腔,冲洗后用无菌纱布包扎患处,静卧 2 小时进行微波照射。微波加热后可改善局部血液循环和营养代谢,增加局部的防御能力,促进炎症吸收。

③ **低频脉冲电综合治疗:**采用低频脉冲电综合治疗仪行乳房按摩,30 分钟 / 次,1 次 / 天,7 天为一个疗程。电脉冲产生的震动和按摩效应作用于乳房深部,达到松解乳房基膜胸大肌间的黏着作用,改善血液循环,使乳腺管畅通,在促进乳汁分泌的同时有效预防乳汁淤积、乳腺炎发生。

3)**产后乳腺炎的按摩疗法**

活动乳房:双手拇指与食指分开,环抱乳房基底部,上下活动乳房,注意动作轻柔。

乳腺小叶腺泡按摩:一手托住乳房,另一手四指并拢,用指腹面在乳房上方周围进行 360° 小旋转按摩。

乳腺导管按摩:用拇指、食指、中指的指腹面顺乳腺管纵向从乳房根部向乳头方向按摩。

5. 如何处理产后抑郁症

一个家庭在添丁之后，不要只沉浸在欢乐喜悦之中，对新妈妈的精神健康也要重视。因为对孕产妇来说，毕竟是一次巨大的生理变化和心理应激过程。她们经历了怀孕、分娩、产后恢复以及哺乳婴儿等一系列生理过程中，难免会产生各种心理、生理的改变。很多女性都有过产后情绪低落的体验。所以，家属除了为新生儿的出世欢喜之外，更应该多关心新妈妈。

(1) 什么是产后抑郁症

产后抑郁症是指产妇在产褥期内，通常在产后 2 周，出现易激惹、恐惧、焦虑、沮丧、注意力不集中和记忆困难、疲乏，对自身及婴儿健康过度担忧等症状，其中哭泣、失眠、吃不下东西、忧郁是这类抑郁症患者最常见的症状。

(2) 如何预防产后抑郁症

产前心理生理卫生宣教工作非常重要。让孕妈妈有足够的心理准备成为新妈妈。由丈夫陪同去产前门诊咨询，看录像，充分理解孕期和围生期知识。向有经验的妈妈学习也很有帮助。良好安宁的家庭环境有利于妈妈们的心理健康。

在生产前后一段时间里照顾好自己的大脑，对妈妈的躯体和情绪健康是非常重要的。此时如果能够保证良好的睡眠、营养和运动，则可以帮助大脑进行重新调整，提高大脑处理应激刺激的能力。

在生产后当新妈妈出现情绪沮丧时，丈夫多给予同情、支持、爱护和谅解，避免争吵。同时积极分担家务，多帮助照顾婴儿。在饮食及哺乳方面，多多征求妻子的意见。

(3) 一旦患有产后抑郁症，怎么办

一旦患有产后抑郁症，也不要害怕。治疗效果还是比较好的。这时，新妈妈们常常需要家人和社会的支持，尤其是丈夫的体贴、关心、理解十分重要，要及时开导并排解新妈妈的忧虑问题，经常参加户外活动，多与亲人、朋友交流，能很快从抑郁情况中解脱出来。

如经心理治疗无效和症状日趋加重，则需要到医院就诊，进行药物治疗。抗抑郁药物发挥作用一般需要 3~4 个星期的时间，在这段时间里，非常需要周围人们对新妈妈的安慰和支持，新妈妈也需要对医生具有足够的信任，对治疗有足够的耐心和信心。

同时,产后抑郁症的妈妈不要讳疾忌医,不要认为产后抑郁症是个耻辱。希望社会和家庭对她们多点关爱,多点理解,少些误会。科学对待该病,早日帮助新妈妈解除抑郁症,重获快乐的生活。

(4) 新妈妈可以通过哪些方法自我治疗产后抑郁症

1) **一怀孕即开始进入母亲角色:** 通过阅读书刊、讲座、观摩等途径,学习育儿知识和技能,如喂奶、洗澡、换尿布等。同时,还要对儿童正常的生长发育规律、常见病痛防治及安全防范有一些了解,并对意外有心理准备。

2) **焦点转移:** 不要让精力总放在不良事件上,要适当转移自己的注意,关注自己的喜好。不仅思维上转移,还可以身体力行参与力所能及的愉快活动。

3) **放松充电法:** 不要时刻仅关注孩子而忽略了自己。将孩子暂时交给其他人照料,让自己放个短假,哪怕是两小时、半天,也能达到放松自己和精神充电的作用,避免心理、情绪透支。

4) **行为调整法:** 女性产后不适宜做剧烈的运动,但一些适当放松活动是非常必要的,例如深呼吸、散步、打坐、冥想、听舒缓优美的音乐等,这些都有助于新妈妈走出产后抑郁症的泥潭。如果身体没有不舒服,天气较好时可带小宝宝外出散步,呼吸新鲜空气,让心情开朗起来。

5) **倾诉宣泄法:** 患产后抑郁症的新妈妈可以找好友或亲人交流,尽诉心曲,大哭一场也无妨,尽情宣泄郁闷情绪,这对治疗产后抑郁症很有好处。

6) **角色交替法:** 新妈妈别忘了虽然已为人母,但仍是老公的娇妻、父母的爱女,谁也不可能只做 24 小时的全职妈妈,所以要适时地给自己换个角色,这对对抗产后抑郁症很有效果。

7) **自我鼓励法:** 自我欣赏,多看自己的优点,多看事物的好处,多想事情可能成功的一面,使自己保持心情舒畅,这样就可以有效的对抗产后抑郁症。

8) **自我实现法:** 生儿育女只是女性自我实现的一种方式,但决不是仅有的方式,所以不要忘了还有其他自我实现的潜力和需要,也许可以趁着休产假的时间关注一下自己擅长的事业,这也是新妈妈对抗产后抑郁症的法宝之一。

产后抑郁症无论是对妈妈还是宝宝都有很大的伤害,因此,新妈妈一定要努力使自己走出产后抑郁症的泥潭。轻微的产后抑郁症,新妈妈可以通过以上几种方法自我治疗，但如果症状严重，建议妈妈们尽快寻求专业人士帮助，进行药物和心理方面的治疗和疏导，控制抑郁情绪发展。只要接受适当帮助，便会重拾育婴乐趣，抑郁不过是一场噩梦而已。

（5）产后抑郁症的常规治疗有哪些

1）**心理治疗**：通过心理咨询，解除致病的心理因素（如婚姻关系紧张、重男轻女思想、既往有精神病障碍史等）。

2）**常规药物治疗**：应用抗抑郁药，主要是选择性 5- 羟色胺再摄取抑制剂（如氟西汀）、三环类抗抑郁药（如丙米嗪）等，这类药物不进入乳汁，可用于产褥期抑郁症。

3）**中医中药辨证治疗**：常用中成药有逍遥散、柴胡疏肝散等。

4）**针灸治疗**：针灸取穴以太冲、神门、膻中、期门、肝俞、内关等疏肝解郁。针法以泻法为主，每次留针 15~20 分钟，1 次 / 天，7 天一个疗程。

（6）喝玫瑰花茶可抗产后抑郁吗

中医认为，玫瑰花味甘微苦、性温，最明显的功效就是理气解郁、活血散瘀和调经止痛。此外，玫瑰花的药性非常温和，能够温养人的心肝血脉，舒发体内郁气，起到镇静、安抚、抗抑郁的功效。女性在产后会有些情绪上的烦躁，可以多喝点玫瑰花茶，安抚、稳定情绪。泡玫瑰花茶的时候，可以根据个人的口味，调入冰糖或蜂蜜，以减少玫瑰花的涩味，加强功效。

 必备常识：玫瑰花与茶叶可以泡在一起喝吗

玫瑰花最好不要与茶叶泡在一起喝。因为茶叶中有大量鞣酸，会影响玫瑰花舒肝解郁的功效。

（7）体感音乐疗法能治疗产后抑郁症吗

体感音乐疗法，是将音乐中对人体有益的 16~150Hz 的低频信号分拣出来并经增幅放大，通过物理换能作用于人体，这种完美谐振对人体能产生深度的放松与理疗作用。

另外，用声音来消除紧张是人的生物本能。当抑郁症主人与外界正常联系减少而产生孤独感时，体感音乐正好弥补了这种情感需要，它可刺激人的本能区域，让人重温幸福的时光。

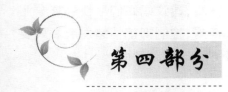

第四部分

重回青春靓丽,产后如何锻炼

爱美是女人的天性,生完宝宝后,新妈妈在喂养宝宝的同时,都希望因怀孕而走样的身材能够快速复形,重塑完美体态,唤回往日的自信。这一部分我们将告诉您如何分步实施健康的塑身复形计划。

一、为什么要进行产后运动

1. 产后运动有什么好处

(1)增强腹部肌肉力量,恢复体形。

(2)促进子宫修复。

(3)促进盆底肌肉收缩和复旧,增加阴道口和尿道口肌肉的张力,预防子宫脱垂、小便失禁,恢复阴道弹性,促进性和谐的生活。

(4)促进血液循环,预防静脉血栓形成的发生。

(5)增强全身肌肉力量,预防或减轻颈肩腰背痛、关节痛的发生。

(6)促进胃肠蠕动,增进食欲,减少产后便秘,预防直肠脱垂,减少痔疮的发生和发作。

2. 产后运动要遵循什么原则

(1)运动量如何把握

产后运动量要适度。根据自身状况,以不痛不累为准则,量力而为,切忌急于求成，使自己过于疲劳。如果在运动中出现阴道流血，或流血量增多，或恶露呈鲜红色的情况，应立即停止运动，并及时就医。

（2）运动强度如何控制

产后应避免剧烈运动，如果进行剧烈运动，很可能影响伤口愈合和子宫复原，从而引起子宫出血、感染甚至子宫脱垂和阴道膨出。运动之前的热身与之后的放松运动是必不可少的，否则容易造成运动伤害。

（3）运动方式如何选择

产后运动分为两个阶段。第一阶段是产褥期，是指分娩后 42 天内，这一阶段母体全身各个系统的变化很大，子宫内有较大的创面，身体未完全康复。该阶段运动主要以促进子宫收缩及恢复，帮助腹部肌肉、盆底肌肉恢复张力为主。根据自己的身体条件可做些：盆底肌肉训练、腹部肌肉运动、腿部肌肉运动、胸部运动等。这些运动最好在床上做，从最简单的运动做起，根据自己的身体状况决定运动量的大小，以不累不痛为原则。开始时每次 15~20 分钟，每日 1~2 次，以后视身体情况逐步增加。第二阶段为产褥期后，此时最好逐步进行全身肌肉力量的恢复训练，并加强腹部和骨盆腔底部肌肉锻炼，运动量和运动时间还是根据个人体能而定。

必备常识：伴有较重疾病和剖宫产的新妈妈的运动应遵从医生的指导

有妊娠高血压综合征、产后大出血、产道严重受伤、心脏病等问题的新妈妈的产后运动应遵从医生的指导。剖宫产的新妈妈也要与医生商量，决定产后运动的时机与运动的方式。

3. 产后运动有什么注意事项

（1）运动原则

1）从简单、轻巧的动作开始，避免剧烈运动。

2）循序渐进，持之以恒，至少持续至身体恢复正常。

（2）运动注意点

1）运动中有出血和疼痛不适，应立即停止。

2）剖宫产术后的新妈妈需等到伤口愈合后再逐渐开始。

(3) 运动前准备

1) 运动前排空膀胱,避免饭前或饭后一小时内运动。

2) 哺乳新妈妈运动前先哺乳后运动或事先将母乳吸存于奶瓶内保存,避免运动过程中产生的乳酸渗入母乳中,影响乳汁质量。

3) 运动前要做热身运动,穿宽松、透气、弹性好的衣裤。

(4) 运动环境

1) 选择在硬板床或木地板上进行运动。

2) 注意室内空气流通,运动前适当饮水,运动中出汗较多,注意及时补充水分。

二、产后如何锻炼,重塑靓丽体态

1. 产后半年,形体恢复运动

自然分娩、没有产后大出血情况的新妈妈在产后 24 小时即可开始运动,在产后 6 周内(产褥期)由于身体还较虚弱,可以做些相对简单的产后保健操,运动量可根据身体情况逐渐增加;产褥期后可逐步开始全身锻炼。剖宫产的新妈妈:视伤口愈合情况而定,早期可做些呼吸训练及缩肛肌运动,伤口愈合后也可以开始做产后保健操,一般来说,产后 6~8 周才适合做锻炼腹肌的运动。

(1) 产后第 1 周如何锻炼

生完宝宝后,新妈妈们大都沉浸在初为人母的喜悦中,这个时候不要忽视每天花一点时间来进行锻炼,可以改善身体的血液循环,逐渐帮助恢复身体的力量。这段时间,只需尝试一些简单的练习就可以了,其间您可能会很容易感到疲劳。因此,如果一个动作重复几次后就感到疲倦时,就停下休息,不要再继续锻炼了,等休息一会儿后再继续。

1) **产后第 1 天:**

呼吸运动

① **胸式呼吸**:仰卧,双膝弯曲,双手轻轻放在胸部上方,慢慢深呼吸。吸气时胸部把手抬起,呼气时手随自然胸部下降。每次 10 遍,每日 3 次(图 21)。

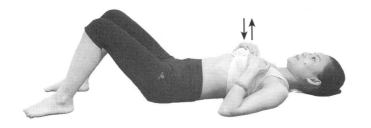

图 21

② **腹式呼吸**：仰卧，双膝弯曲，双手轻轻放在腹部，如果是剖宫产，需要将手轻轻放在伤口部位，以保护伤口。缓慢呼吸，吸气时腹部隆起将手抬起，呼气时手将腹部压平。每次 10 遍，每日 3 次（图 22）。

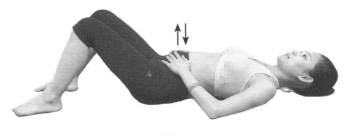

图 22

③ **足部运动**：仰卧，双手自然放在体侧，腿伸直，一脚脚尖向下绷直，另一脚脚尖向上翘起，左右脚交替运动。每次 10 遍，每日 3 次（图 23）。

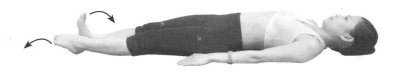

图 23

2）产后第 2 天：

在第一天练习的基础上，可增加以下练习：

① **抬头运动**：去枕仰卧，双腿并排伸直，双手自然放在体侧，吸气时稍用力抬头，使下巴尽量贴紧胸部，其间保持 2~3 个呼吸，呼气时躺回地面。每次 10 遍，每日 3 次。要求在腹式呼吸运动之后再做，该动作可以强化腹肌，促使子宫复旧（图 24）。

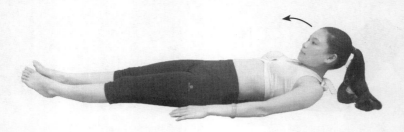

图 24

② **双臂运动**:仰卧,双上肢伸直打开成一直线,掌心朝上,吸气时双上肢向上抬起,在胸前稍用力,将掌心相对贴合,其间不能屈肘。每次 10 遍,每日 3 次。该动作解除肩膀疲劳(图 25)。

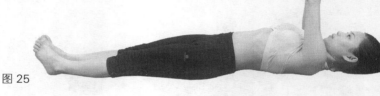

图 25

③ **手指运动**:仰卧,向上伸直双上肢,用力握拳(图 26(1));然后五指用力伸展,每次 10 遍,每日 3 次。该练习可改善手胀及上肢的充血状态(图 26(2))。

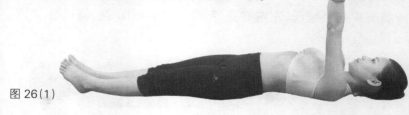

图 26(1)

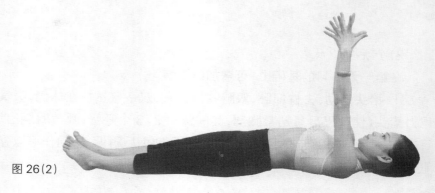

图 26(2)

3）产后第 3 天：

① **倾斜骨盆运动**：仰卧，背部紧贴床面，双手放在腰上，一侧腰向上抬起，扭向对侧腰，停留 2 秒钟恢复原状。然后换另一侧活动，左右交替进行，注意保持双膝伸直不动。每次 10 遍，每日 3 次。该运动可以起到瘦腰、收腹、美臀的作用（图 27）。

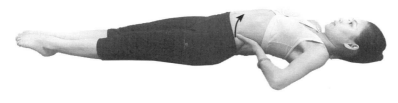

图 27

② **缩肛运动**：像忍大便一样，将肛门向上提，然后放松，一提一松，反复进行。每次 30 遍，每日 3 次。

4）产后第 4~5 天：

① **腹肌运动**：仰卧，屈膝，双手放在背下，使身体和床面留下缝隙，慢慢用力收缩腹部肌肉，略抬高身体，停留 2 秒然后使身体恢复平直，其间不要憋气。每次 5 下，每日数次（图 28）。

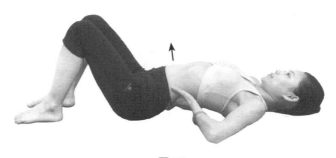

图 28

② **扭动骨盆运动**：仰卧，双上肢自然放在体侧，双膝弯曲，将两膝盖靠在一起，轻轻地将双膝倒向一侧，带动身体其他部分扭动，但背部不离开床面，可以尝试将双膝贴到床面（29（1））。双膝向两侧各摆动 5 次，最后将双腿伸直为收式（图 29（2））。

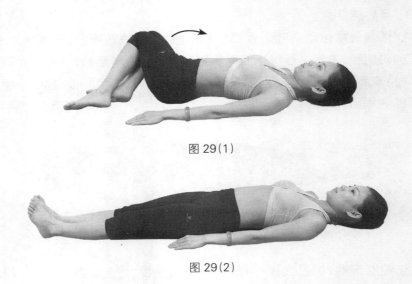

图 29(1)

图 29(2)

5）产后第 6~7 天

① 腿部运动：仰卧，吸气时屈髋屈膝成直角，然后小腿再抬起伸直，停留 2 秒，呼气再放下，恢复原状，两腿伸直放松。每次 5 下，每日 3 次（图 30）。

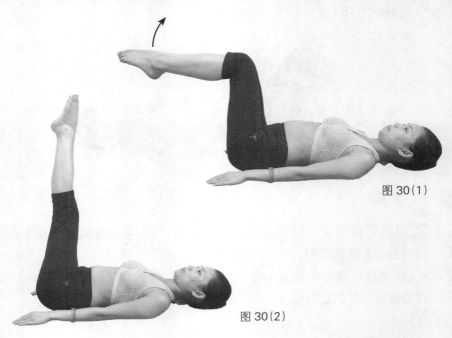

图 30(1)

图 30(2)

② **拱桥运动**：仰卧，弯曲双膝，双上肢自然放于体侧，吸气时将臀部抬离床面，抬到可以达到的最高点，停留2秒，呼气再放下。每次5下，每日3次（图31）。

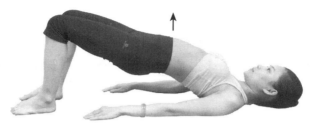

图 31

(2) 产后第2~6周如何锻炼

1）**胸式呼吸**：仰卧，全身放松。缓慢吸气，将空气全部吸入胸腔内，同时收紧腹部，保持5秒钟后放松，反复数次（图32）。

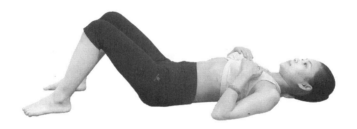

图 32

2）**乳房运动**：仰卧，双臂在体侧平伸，然后缓慢向上举起，上举过程中手臂不要弯曲，直到两手掌相遇。然后慢慢放下，反复数次。这个动作能够增加肺活量，并预防乳房下垂（图33）。

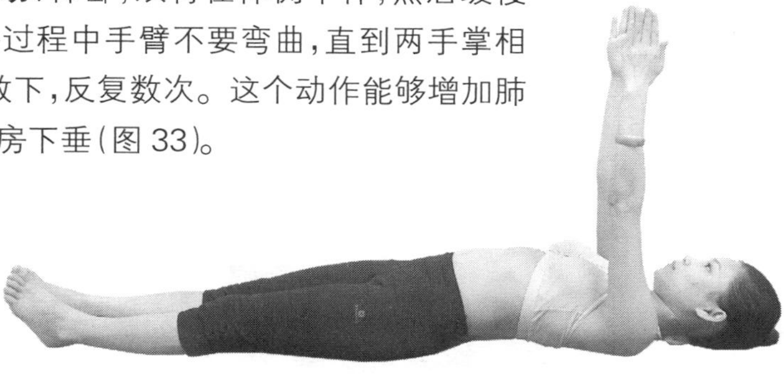

图 33

3）挺背运动：仰卧，自然吸气，同时收紧背部，使上背部稍稍离开床面，注意腰部不要离开床面，坚持数秒后呼气放松，其间不要憋气，反复数次（图34）。

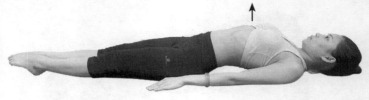

图 34

4）腹部运动：仰卧，双脚并拢，屈膝，抬起上半身，同时伸直双手去摸膝盖；仰卧，头部抬起，同时双手和双腿尽量向上抬起，背部呈弓形（图35）。

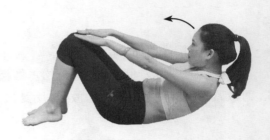

图 35（1）

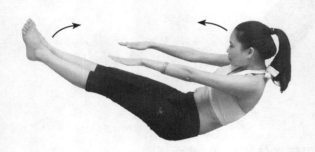

图 35（2）

5）颈部运动：仰卧，双手自然放于体侧，然后将头慢慢抬起，使下巴尽量贴近胸部，然后慢慢放松回到原位，反复数次（图36）。

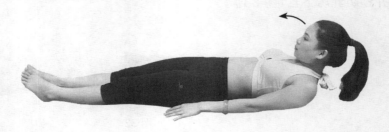

图 36

6）**臀部运动**：仰卧，双手自然放于体侧，身体呈一条直线。深吸一口气，然后尽量抬高臀部，这时候可以使背部稍离开床面。慢慢呼气并放下臀部到原位。反复数次（图37）。

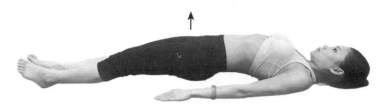

图 37

7）腿部运动：仰卧，双手自然放于体侧，慢慢抬高一条腿至与身体呈直角，注意在抬腿过程中膝关节不能弯曲，同时保持脚尖绷直，然后慢慢放下，换另一条腿进行相同练习。反复交替数次（图38）。

图 38

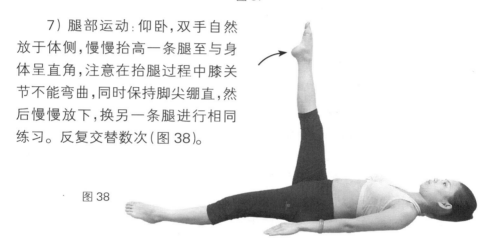

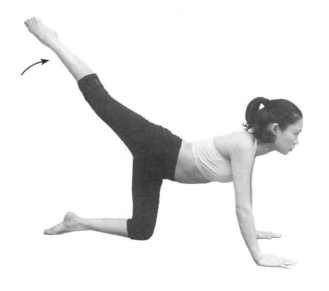

8）臀部运动：双膝跪位，双手撑地，吸气，一条腿抬起，脚跟尽量用力，并将腿伸直，呼气，在伸展过程中，脚跟需始终绷紧。膝盖的位置要高于臀部。复位，换另一条腿做同样的动作（图39）。

图 39

9）缩肛运动：仰卧，双腿弯曲，两膝分开，双脚平放，双手自然放于体侧。用力将双腿向内合拢，同时收缩肛门。然后再将两腿分开，并放松肛门。反复数次（图40）。

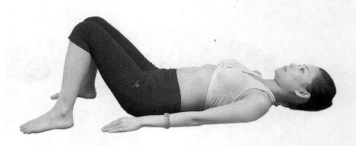

图 40

上面介绍的产后保健操每日做 3 次，每次 15~20 分钟左右，以不累不痛为准则，运动量可以逐渐加大。

（3）产后第 7~12 周如何锻炼

随着身体逐步的恢复，新妈妈们会觉得身体越来越有劲了。这段时期，可以用前面学到的动作进行热身，再增加下面的锻炼内容。在 3 个月结束的时候，您便可以轻松地做所有的动作了。

1）**抬胸弓背运动**：趴在地板上，双手置于肩部下方，手掌触地。手撑地面，伸直双臂，让后背成弓形，将这个姿势保持几秒钟，重复 8 次（图 41）。

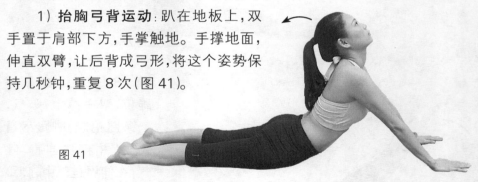

图 41

2）**倾斜骨盆**：仰卧，屈膝，双脚放在地板上，双手放在身体两侧，做 8 次骨盆倾斜的动作（图 42（1））。不要忘记用腹部吸气，将后背的下端贴紧地面来加强骨盆倾斜的效果。随后，伸直一条腿并抬高与地面成 90 度，绷紧脚尖。双臂伸出去，在身体两侧保持身体平衡。做 8 次骨盆倾斜的动作。换一条腿再做 8 次骨盆倾斜的动作（图 42（2））。最后，屈膝，双手伸展举过头顶，最后再做 8 个骨盆倾斜的动作（图 42（3））。

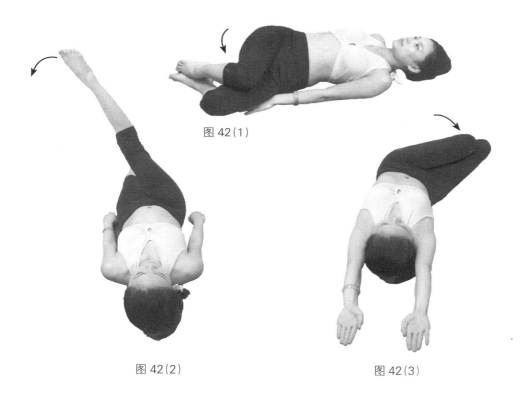

图 42（1）

图 42（2）

图 42（3）

3）**高踢腿**：这组动作能锻炼腹部肌肉，同时也能加强臀部与大腿之间的屈肌。

仰卧，双手放于身体的两侧。一条腿弯曲，伸直另一条腿，绷直脚尖，收缩腹部。将伸直的腿抬得越高越好，再缓慢放下。每条腿抬 8 次（图 43）。

4）**仰卧起坐**：

仰卧，屈膝，双手放在头后。呼气时将头和肩抬起，抬得越高越好。

图 43

头放下之前,将此姿势保持两秒钟。当你向腹部看时,腹部不要凸出太多。慢慢加量,争取能做 20 个(图 44)。

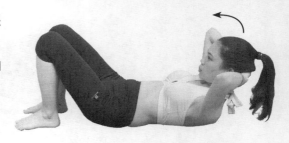

图 44

5)半蹲坐动作:

站立,双脚与肩部同宽,身体重量均匀放在两脚。双臂向前伸出,保持腹部收缩,收紧髋骨,缓慢下蹲,其间保持背部挺直,把重心放在脚后跟上,注意屈膝不能超过脚尖。

尽量保持这样的姿势较长时间,其间自然呼吸,而后通过腿部和臀部用力将自己的身体带起,成站立姿势。做 8 至 10 次这个动作,要慢慢做(图 45)。

图 45

(4)产后第 13~24 周如何锻炼

经过前面关键 3 个月的恢复,新妈妈的身体开始恢复正常水平。接下来的时间,新妈妈们可以全力做好身体锻炼了。

1)产后怎么做腹部运动

① 站立,双腿分开 60 厘米左右,两臂左右伸展平举。上身前倾,用右手去触碰左脚,左臂自然上举;双腿和双臂都不要弯曲。还原,换另一个方向做同样的动作。10 次为一组(图 46)。

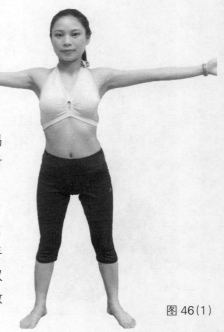

图 46(1)

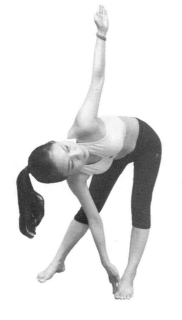

② 仰卧，屈膝，双臂自然放置身体两侧。靠腹肌的力量抬起上半身，同时伸直双臂用手去摸膝盖方向。10 次为一组（图 47）。

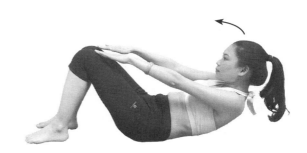

图 46（2）　　　　　　　　　　　　　　图 47

③ 仰卧，双臂平贴地面，双脚合并伸直，然后抬起双腿直至身体成直角，保持数秒后缓慢放下。做此动作时，不得挺腰（借腰部力量举腿），要使用腹直肌（下腹部）的力量。然后，靠腹直肌控制，慢慢将腿放下。10 次为一组（图 48）。

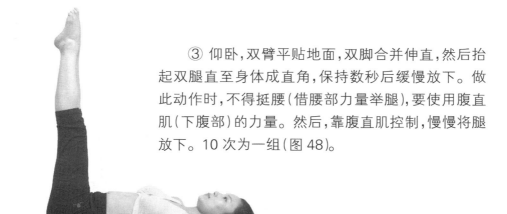

图 48

2）产后怎么做腰部运动

腰部是体现女性曲线美的重要标志，新妈妈由于长期不锻炼及营养过剩导致脂肪堆积，使得原本纤细健美的腰变得粗圆，柔韧性也差了。在产

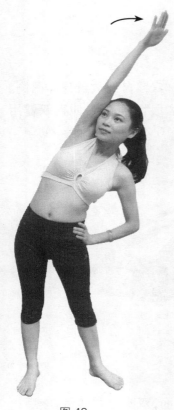

图 49

后日常生活中,首要是要注意腰部的保健,如睡觉的床垫不宜过软,避免长时间弯着腰抱小孩及弯腰搬重物,不宜过早穿高跟鞋,注意腰部保暖等。下面介绍几种腰部锻炼的方法:

① 站立,双腿分开与肩同宽,先两臂左右平举,再左手叉腰,上体向左侧屈,右手贴耳上举,随上身向左侧压。还原,换另一个方向重复做同样的动作。每 8 次为一组(图 49)。

② 站立,双腿分开与肩同宽,双臂伸直上举贴耳,双手在头顶上方合十,感觉指尖向上方无限延伸,呼气,上半身向一侧弯曲,停留 5 秒,吸气时回到直立,再反方向练习,其间胯部不动。每分钟做 25~30 次(图 50)。

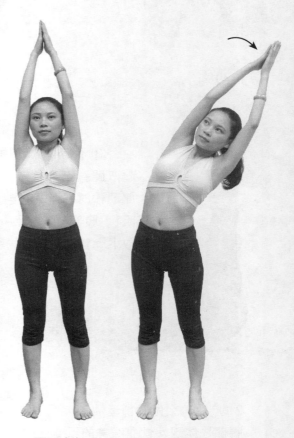

图 50 (1)　　　　图 50 (2)

③ 坐位，身体稍后仰，两臂侧平举，双腿并拢伸直并尽量上举；上体向左、右两侧扭转，注意保持腿姿不变。每分钟做 25~30 次（图 51）。

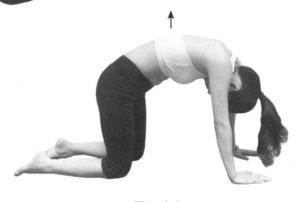

图 51

④ 双膝跪位，双手撑地，像猫一样练习弓背，低头，使用腰部力量，做深吸气。然后慢慢抬头，腰使劲下压，同时长呼气。每 8 次为一组（图 52）。

图 52（1）

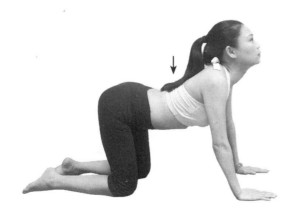

图 52（2）

⑤ 仰卧，屈膝，膝盖分开与髋同宽，双脚平放，双臂自然放于体侧，然后以双脚、双手为支点，将身体抬离床面至最高，停留 5 秒后再慢慢再放下，连续做 10 次（图 53）。

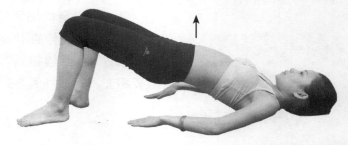

图 53

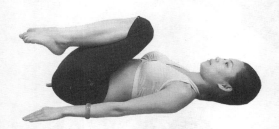

图 54(1)

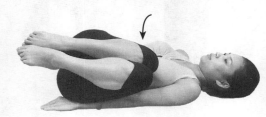

图 54(2)

⑥ 仰卧,两臂自然放于体侧,掌心向下。屈膝,举至胸前。转动髋部,带动大腿以下向左侧转,至左膝碰地,上半身仍保持贴住地面不动。还原,换另一个方向做同样的动作。每条腿做 10~15 次(图 54)。

3) 产后怎么做背部运动

怀孕期间,孕妈妈由于腹部负重大于平日,使背部脊柱、肌肉等负荷也增加。这样,背部肌肉由于长期负重容易出现肌肉劳损,背部肌肉锻炼也是保持脊柱稳定性的关键因素。下面介绍几种背部肌肉力量锻炼方法:

① 俯卧位锻炼:俯卧位,双上肢屈肘,两手置于肩两侧,掌心向下平于床或地板,用前臂支撑,上半身撑起,保持髋部不脱离于地板,这样一个周期做 5 次,连续反复做 3~5 个周期(图 55)。

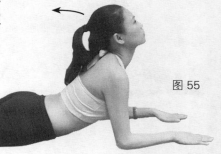

图 55

② 仰卧位锻炼：仰卧于床或地板，身体自然放松，两臂自然放于身体两侧，双脚掌踩于床面，下肢屈膝，抬起髋部、腰部及背部，使身体呈拱桥形，每次坚持 5 秒，再放下，10 个为一个周期，连续反复做 3~4 个周期（图 56）。

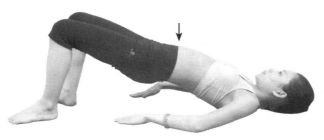

图 56

③ 站立位锻炼：两脚分开与肩同宽，双上肢自然下垂放于体侧或两手相握置于身体后方，腰背部逐渐向后弯曲，再回到直立位（图 57）。

锻炼背部肌肉时注意强度不要太大，每个项目可以循环多重复几次。

4）产后怎么做胸部运动

产后乳房为什么会松弛下垂

产前、产后体内激素分泌的变化：怀孕后由于孕激素的存在使得乳腺及脂肪组织增生，使乳房变得饱满硬挺，但产后随着激素的减少，乳房较怀孕时萎缩松软。

不良的穿衣习惯：由于新妈妈整日待在家中，为了方便哺乳，养成了不穿胸衣的习惯，乳房每天受重力的作用，也容易致松垮下垂。

哺乳并不会引起乳房下垂，相反，哺乳过程中由于吸吮乳头，不断刺激乳腺组织，会促进其增生。另外，哺乳会增加乳房悬韧带的弹性，因此，哺乳会使乳房变得硬挺。

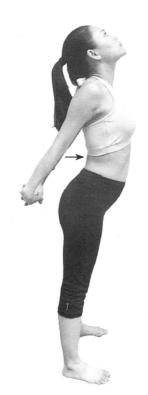

图 57

产后如何保持乳房美好的形态：首先要合理的营养和饮食，不能过分追求苗条身材而拒绝脂肪的摄入，适当摄入少量脂肪对于保持乳房的丰满、皮肤的嫩滑、面色的红润起着不可替代的作用；补充适量的胶原蛋白(如猪、牛、羊等畜类皮,鸡、鸭等禽类皮,鱼皮等),以使乳房有弹性,不粗糙;维生素是合成激素必不可少的元素,注意补充维生素B、E等;保持良好的姿势和体态也是保证乳房正常形态的基础,走路时挺胸收腹,保持胸部平直,坐、立时挺胸抬头,双肩放松下垂,收腹,这样长期坚持胸部线条可以获得改善。睡眠时避免俯卧,以免挤压乳房。

当然,做一些恰当有效的运动,可以增强乳房的韧性和弹性。

下面介绍几种胸部锻炼的方法使乳房变得坚挺,减少腋下赘肉形成的副乳房。

① 双手合掌,并使手掌相互用力合压。合压时,胸部两侧的胸肌拉紧,呈紧绷状态,约进行 5 秒后放松。重复 10 次左右(图 58)。

② 双手在胸前互相紧握手腕,注意手肘关节必须朝外,且左、右手肘要相互牵引用力,胸部两侧的胸肌拉紧,呈紧绷状态,约进行 5 秒后放松。重复 10 次左右。但是若用力过猛导致疲劳,则易有反效果(图 59)。

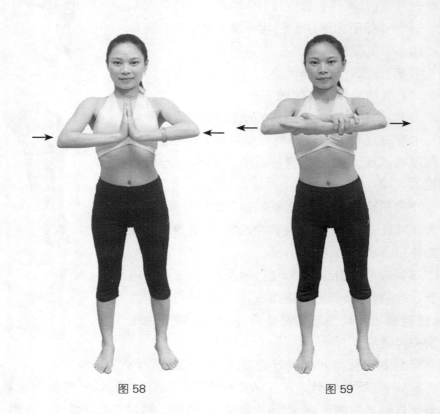

图 58   图 59

③ 站立位,两手持哑铃或饮料瓶至胸前,然后两臂向两侧伸直外展做扩胸运动,锻炼胸大肌。每分钟 20~30 个(图 60)。

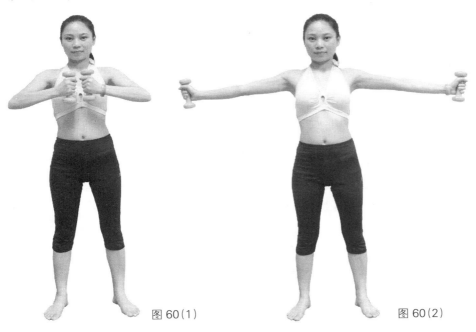

图 60(1)　　　　　　　　　　　　　　　　　　　　　图 60(2)

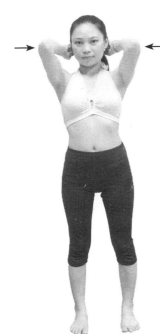

④ 站或坐位,两手握拳,双上肢屈肘举起,双手与头部同高,分开一段距离,前臂相对向中间靠拢,坚持数秒钟后分开,再重复做此动作。8~10 次,2~3 组(图 61)。

⑤产后 1~2 个月后,可进行俯卧撑练习,注意强度不可过大。两手撑地,两臂伸直,与肩同宽,两腿并拢向后伸。前脚掌着地,身体挺直。开始时,身体平落,两臂弯曲,然后两臂用力推直(图 62)。

图 61

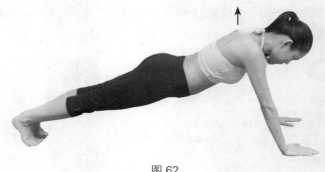

图 62

⑥ 半俯卧撑练习,下肢屈膝跪地,俯身向下,双手放于地上,与肩同宽,保持背部挺直及臀部收紧,双臂慢慢屈曲,胸靠向地面。当落到身体最低点时,慢慢将身体向上推,回到原位(图63)。

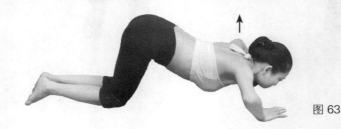

图 63

5) 产后怎么做臀部运动

对于女性来说,臀部和乳房都是构成身体迷人曲线最重要的部位。怀孕期间,孕妈妈由于营养过剩和活动过少,造成了臀部脂肪堆积,肌肉、皮肤松弛。为了回归为臀部丰挺、腰部纤细的女人,必要的臀部运动是必备的。通过科学锻炼,可以加速臀部脂肪分解,增加臀部肌肉力量和弹性。下面介绍几种收紧臀部肌肉、改善臀部形态的运动方法:

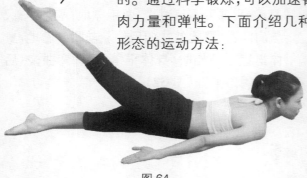

① 俯卧,双下肢伸直,双腿交替尽可能抬高,每次 15~20 下,做 3~4 组(图64)。

图 64

② 平躺，双手抱住一侧膝部，将膝部靠向腹部，再换另一侧，或抱住双膝尽可能靠近腹部，再稍松开，反复做，15~20 下，3~4 组（图 65）。

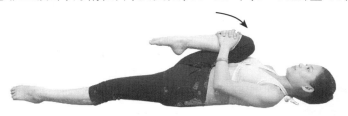

图 65

③ 站立，一侧腿支撑，另一侧向后踢腿，尽可能踢高，然后伸直、放下。再换另一条腿。重复 20~30 次，3~4 组（图 66）。

④ 并腿站立，挺胸收腹立腰。臀部肌肉用力向中间缩紧，保持一段时间，然后放松（图 67）。

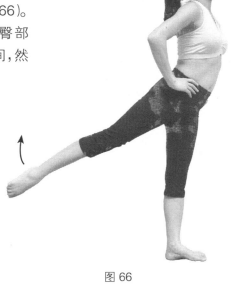

图 66

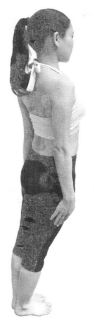

图 67

⑤ 站立位，挺胸收腹，双手叉腰，右腿向正前方偏内侧抬高下肢，感觉大腿内侧被拉伸。然后收回，换左腿。左、右各重复 15 次，或直至臀部和大腿微微发酸。重心放在两腿之间，腰腹和臀部要用力收紧以保持平衡（图 68）。

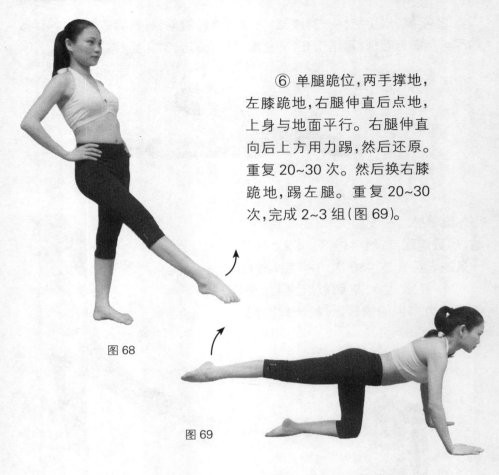

⑥ 单腿跪位,两手撑地,左膝跪地,右腿伸直后点地,上身与地面平行。右腿伸直向后上方用力踢,然后还原。重复 20~30 次。然后换右膝跪地,踢左腿。重复 20~30 次,完成 2~3 组(图 69)。

图 68

图 69

⑦ 侧卧,腿部伸直上举,上体不动。两腿交替做,每分钟 20~30 次(图 70)。

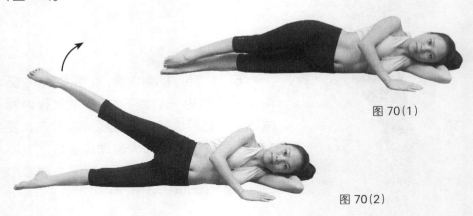

图 70(1)

图 70(2)

⑧ 爬楼梯也是收紧臀部肌肉、改善臀部下垂的简单、方便又实用的方法，每次跨步 2 个楼梯比跨单个楼梯效果好。

6）产后怎么做腿部运动

怀孕期间，由于雌激素增多，使脂肪组织更容易在大腿处囤积。另外，由于怀孕期间子宫逐渐增大，压迫静脉，使得下肢静脉回流受阻，造成下肢水肿，待水肿消退，皮肤变得松弛。

怀孕时可以使用弹力袜促进下肢静脉回流，减轻下肢水肿。另外，适当的腿部运动锻炼不仅可以去除多余的脂肪，增加肌肉力量，还可促进下肢静脉回流，改善水肿状态。

大腿锻炼：大腿分为前面的股四头肌和后面的腘绳肌以及一些内收肌等。股四头肌作用为伸直膝关节，腘绳肌为屈曲膝关节。具体锻炼方法如下：

① 拱桥运动：仰卧，屈膝，臀部及腰部向上挺起，做拱桥动作，收紧臀部，坚持数十秒钟，反复做。此方法可以收紧股四头肌，同时锻炼臀大肌及腰腹部肌肉（图 71）。

② 抬腿练习：平卧，双手放于体侧，双下肢伸直，脚尖下压，以保持腿部收紧效果更佳，双侧腿轮流抬起至与地面垂直，配合呼吸节奏，做 20~30 次（图 72）。

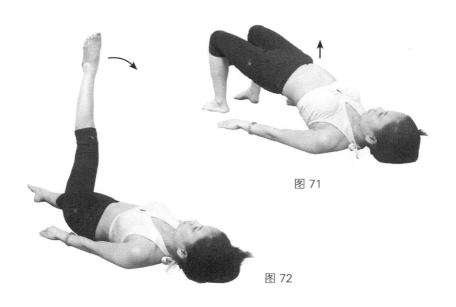

图 71

图 72

③ 下蹲法:双脚分开与肩同宽,上身挺直,慢慢下蹲,膝部不超过脚尖,如果不稳可以手扶住前面的东西或者后背稍靠住东西。每组做 15~20 次,3~4 组。此时股四头肌做离心收缩,腘绳肌向心收缩(图 73)。

④ 箭步蹲:双下肢前后分开一个步长的距离,前腿下蹲,大腿与地面平行,后腿尽量伸直,坚持数秒,再缓慢站起,两腿交替进行(图 74)。

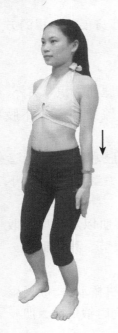

图 73

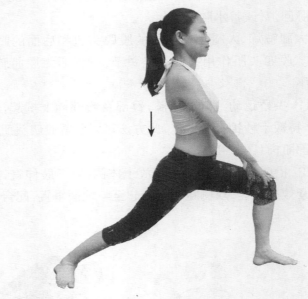

图 74

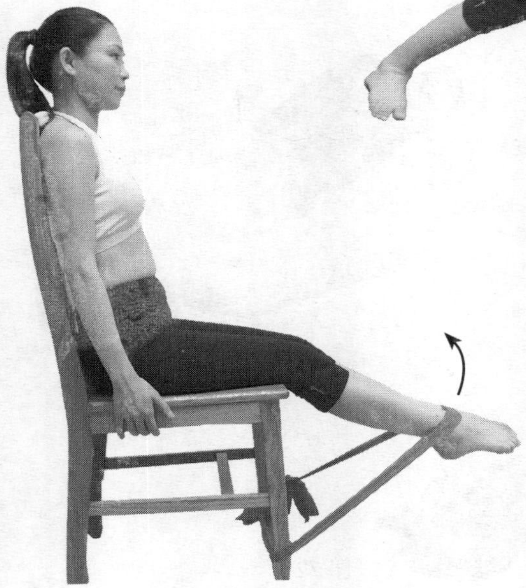

⑤ 坐位伸膝:坐于稍高椅子上,脚踝系弹性的绳子,慢慢伸膝,慢慢收回,向心及离心地收缩股四头肌(图 75)。

图 75

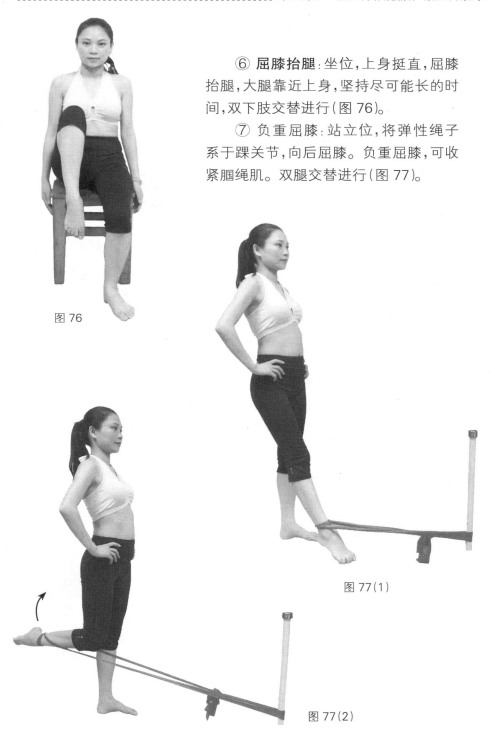

⑥ **屈膝抬腿**：坐位，上身挺直，屈膝抬腿，大腿靠近上身，坚持尽可能长的时间，双下肢交替进行（图76）。

⑦ **负重屈膝**：站立位，将弹性绳子系于踝关节，向后屈膝。负重屈膝，可收紧腘绳肌。双腿交替进行（图77）。

图76

图77（1）

图77（2）

小腿锻炼：小腿分为腘绳肌和比目鱼肌，其中前者是双关节肌，跨越膝关节和踝关节，所以在伸直腿时锻炼收缩明显，比目鱼肌是单关节肌，不跨越膝关节，是屈膝状态下的主要收缩肌肉。具体的练习方法如下：

① 坐于地上，双腿伸直，抬起一侧下肢，勾起脚尖坚持数十秒，再换另一侧腿，此方法可同时锻炼小腿及大腿（图78）。

② 坐于地板上，双腿屈膝，同时抬起脚尖，坚持数十秒（图79）。

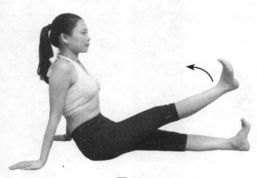

图78

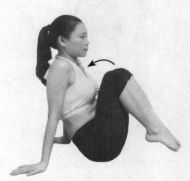

图79

③ 站立位，交替下翘两脚尖，每侧坚持数十秒。均可绷直小腿。踮起脚尖可收紧小腿肌肉，达到塑造小腿纤细、紧实形态的效果（图80）。

2. 产后一年，瑜伽塑形

（1）什么是产后瑜伽

产后瑜伽是一种调整过的哈他瑜伽，是专门为产后新妈妈定制的，不但可以促进盆腔血液循环，柔软肌肉，增加其弹性，恢复苗条身材，还可以通过调理呼吸系统，调节内分泌系统，增强髋部、骨盆和脊柱的灵活性，增加身体躯干肌肉的力量，使新妈妈心情愉悦、充满活力，并逐步恢复充沛的精力和体力。产后一年内是瘦身塑形的最好时间，过了一年以后，脂肪就囤积在身体上，增加了

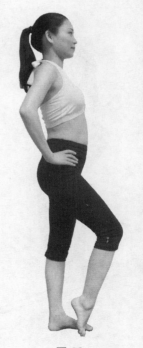

图80

塑身的难度,所以新妈妈应该把握这段最佳时机,科学塑身,以达到事半功倍的效果。

 必备常识:产后瑜伽练习是否安全

产后瑜伽练习姿势非常安全,可以放心练习。但如果在运动过程中出现任何不适,请立即停止。经过持之以恒的产后瑜伽练习,新妈妈的生理及心理变化都会得到及时调整。

(2) 产后瑜伽有什么作用

1) 帮助紧实腿部和腹部肌肉,减少赘肉。

2) 紧实胸部,防止哺乳后乳房下垂。

3) 缓解和治疗产后的颈椎、腰椎疲劳。

4) 培养平和的情绪,缓解产后抑郁。

(3) 产后瑜伽有什么注意事项

1) 产后前 4 周不要练习任何瑜伽体式,4~6 周以后才能开始你的瑜伽练习计划。

2) 如果是剖宫产的新妈妈,在拆线前可适当做一些轻微的其他运动,在 6~8 周或更长时间后才可开始练习较大幅度的瑜伽体式,且练习时需格外小心。

3) 8 周以后可以动作温和地练习瑜伽体式,以孕妇瑜伽为主,再逐步适当增加其他瑜伽体式的练习。

4) 产后 4~6 个月以后,新妈妈就可以舒适地练习各种瑜伽体式了。

 必备常识:练习瑜伽时喂奶怎么办

运动过程中应适当补充水分,伸展时,要以紧绷感为度,不要到极限。需要注意的是,哺乳妈妈最好在运动前给孩子喂奶,因为练习瑜伽体式之后,身体会产生自然排毒的效应,影响乳汁的质量。如果确实需要在锻炼之后给孩子喂奶,最好在 2 小时之后。

(4) 如何练习产后瑜伽

1) 冥想

首先,练习瑜伽应该在一种情绪放松的状态下开始。冥想能培养一种满足和平静的情绪状态,使人精神放松,并且能调节血压。

请您让自己的呼吸逐渐平稳流畅,试着将一切干扰、紧张从您的脑海中清除,使内心平和,将注意力集中在某一特定对象(比如一朵花或一支蜡烛)上,最后达到忘记冥想的对象,进入无我境界,并在练习中保持安静。

2)调息

调息是调整体内气息的练习过程,正确的瑜伽练习必须是先从呼吸练习开始,而不是先从体式开始。充足的呼吸可以促进血液循环并且通过血液将能量送至身体各个部位,它可以温和地按摩内脏器官,提高专注力,使身心平静。然而,大部分人都习惯"懒惰"的呼吸方法,并没有完全呼吸。"懒惰"的呼吸与紧张和压力关系密切,人一旦感到有压力或紧张,就会屏住呼吸或呼吸得非常浅,这时肺就好像罢工一样,这也意味着机体每个细胞的活力在下降。

3)腹式呼吸

双腿自然盘坐在垫子上,腰部挺直,双手轻轻放于两膝上,吸气同时,感受新鲜空气缓缓吸入腹部,让气流带动腹部扩张,此时横膈膜下降,腹部缓缓向上隆起(图81)。

呼气,感受温热浊气慢慢呼出,腹部向内、朝脊柱方向收,横膈膜自然上升(图82)。

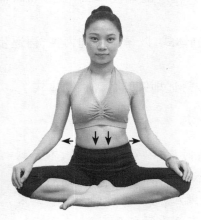
图81

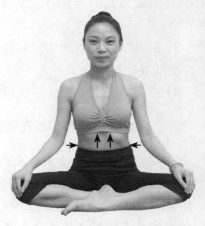
图82

4)坐姿

瑜伽坐姿主要分为盘坐和跪坐两大类,这里我们主要说说盘坐。盘坐能让人体更多的能量聚集在骨盆区域,促进血液循环,这样不仅有助于达成冥想，灵活下肢关节，降低血压，还能强化生殖、泌尿系统，以达到"清气上升、浊气下降"的效果。但盘坐不适用于骶骨严重受损、坐骨神经痛的人群。盘坐有很多种，如简易坐姿、平常坐姿、至善坐姿、半莲花式坐姿、全莲花式坐姿、英雄式坐姿等等，我们最常用的还是简易坐姿。

①简易坐姿（图83）。

②全莲花坐姿（图84）。

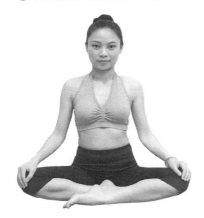 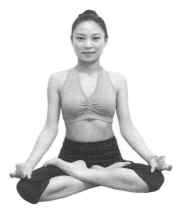

图83　　　　　　　　　　　　　　　图84

5）热身

通过热身运动，可以使新妈妈身体得到伸展，缓解僵硬感，增强体质，恢复元气，为下面的恢复练习作铺垫。

①绕肩：坐在垫子上，背部挺直，双臂自然下垂（图85）。向后缓慢绕肩10次（图86）。

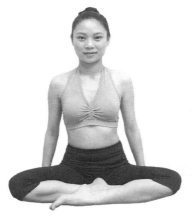 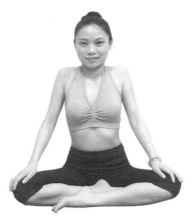

图85　　　　　　　　　　　　　　　图86

② 扩胸：坐在床边或垫子上，背部挺直，双手指尖向下放在腰部，双肘尽量向后夹紧，保持 20~30 秒（图 87）。

③ 侧体：盘坐，背部挺直（图 88）；吸气，双臂平举（图 89）；呼气向左侧下压身体，左手臂撑地，右手臂贴耳下压，保持 10~20 秒，左右交替（图 90）。

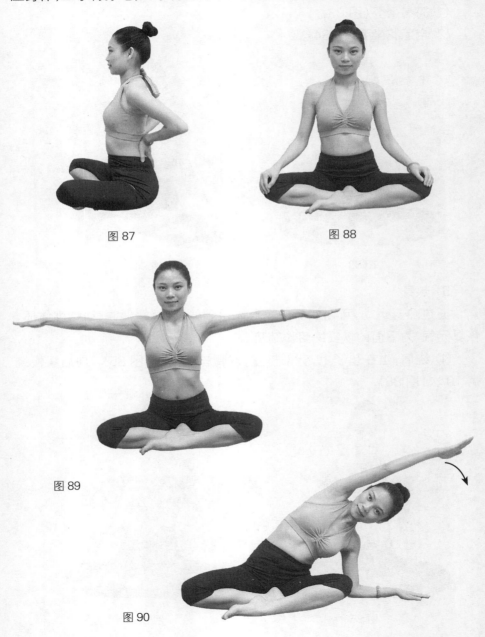

图 87

图 88

图 89

图 90

④ 肩部伸展:跪坐或盘坐,挺直腰背部(图91);右手放在颈后,左手将右肘向左后方拉伸30秒,左右交替(图92)。

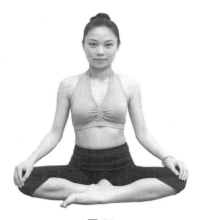

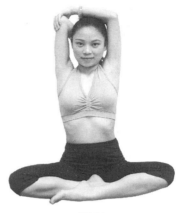

图91

图92

⑤ 股四头肌伸展:站立,腰背挺直(图93);吸气,屈右膝,右手抓住右脚踝,使足跟靠近右侧臀部,两膝并拢(图94);左臂上举,呼气,上身向前下压,右腿向上抬起,眼睛看向前方左手指尖,保持10秒(图95)。

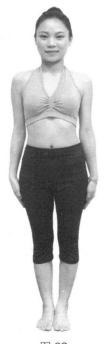

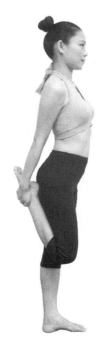

图93

图94

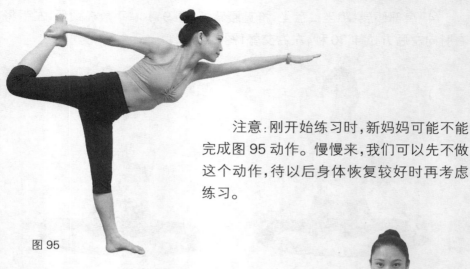

注意：刚开始练习时,新妈妈可能不能完成图95动作。慢慢来,我们可以先不做这个动作,待以后身体恢复较好时再考虑练习。

图 95

6）体式

产后瑜伽体式一般从简单开始,3个月以后逐渐增加练习的难度。本节介绍的体式从简单到复杂地排列,新妈妈可以参考下列顺序练习。

束脚式: 强烈推荐给产后漏尿的新妈妈,它能使骨盆、背部和腹部得到足够的血供和刺激。这个动作非常柔和,能灵活髋关节,使腿部内侧的肌肉得到拉伸,对生殖系统疾病也有很好的辅助作用,并能强化消化系统功能。

① 坐位,双腿伸直向前,双手自然放在身体两侧（图96）。

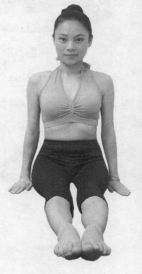

图 96

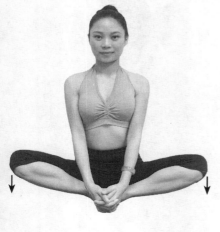

② 弯曲双膝,双脚掌心相对,足跟抵在大腿根部,双手十指相扣抓住脚趾,双膝自然分开,尽量向两边下压,打开胸腔,腰背挺直（图97）。

图 97

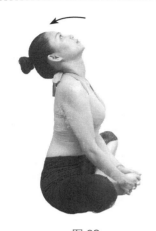

图 98

③ 吸气，微仰下颏，向前拉伸脊柱（图98）。

④ 呼气，身体下弯，用肘部向下推膝，使膝部尽量贴近地面。尽量使额头触地，放松头、颈、肩和手臂，保持6次呼吸（图99）。

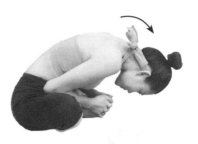

图 99

特别提醒：在做动作1）和2）时，注意脊柱要挺直。另外，建议新妈妈不要在餐后练习，如果是刚吃完饭就进行练习，额头就不要贴在地面上，以免给腹部造成过大的压力。

山式：这个体式有助于扩展胸腔，打通乳腺，适合在哺乳期内练习，另外还有安定神经系统、锻炼腹部及背部肌肉等作用。

① 双腿自然盘坐，腰背挺直（图100）。

② 吸气，伸展手臂过头，十指交叉，翻掌心向上，抬头，眼睛看手背（图101）。

③ 呼气，低头，下颏收向锁骨，保持均匀呼吸3~5次（图102）。

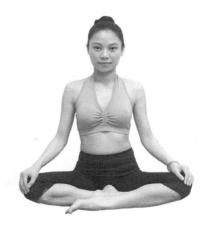

图 100

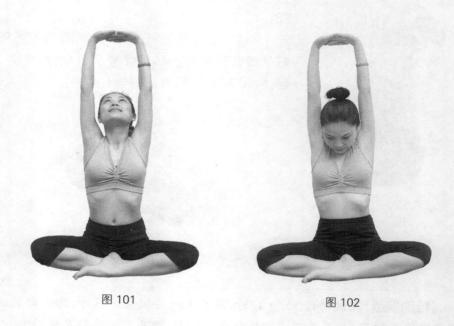

图 101　　　　　　　　　图 102

④ 吸气,头颈回正中,呼气,打开手臂,稍作休息(图 103)。

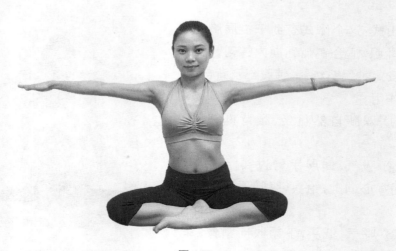

图 103

💗 **必备常识**

　　这个体式主要作用是通乳，新妈妈应避免在奶水充盈时练习；盘坐时如果感到髋部不适，可借助靠枕练习。

　　猫式：猫式模仿猫睡醒后活动脊柱的姿态，配以柔和、缓慢的呼吸，让脊柱慢慢伸展，温和有效，可消除脊柱的僵硬感，能让背部、腹部肌肉得到有效锻炼。也可增强脊柱的灵活性，改善血液循环，强健生殖系统，具有保养卵巢、帮助子宫恢复正常位置的独特功效，非常适合新妈妈练习。

　　① 跪在地上，双腿分开与肩同宽，小腿和脚背紧贴在地上，脚心朝外。俯身向前，四肢撑地，伸直脊柱，保持背部平展，手臂与地面垂直，指尖指向前方（图104）。

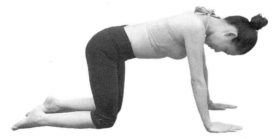

图104

　　② 吸气，头向上抬起，慢慢地将臀部抬高，腰部向下弯曲，腹部向下沉，背部下凹，胸部扩张，肩胛骨向背部挤压，整条脊柱呈"U"形弯曲，形成一条弧线（图105）。

图105

③ 呼气,低头,慢慢地将背部向上拱起,收缩腹部,带动头部向下垂,下颏抵在胸骨上,眼睛看着大腿的位置,直至感到脊柱已伸展,整条脊柱呈"∩"形弯曲(图106)。

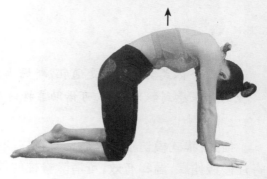

图106

 必备常识

动作不要太快,不要猛力将颈部前后摆动或把腰部拱起,不要过度伸展颈部。

仰卧扭脊式:仰卧扭脊式有助于消除下背部的紧张感,使脊椎更灵活,使腰身部位得到锻炼。

① 仰卧,保持身体与大腿成一直线(图107)。

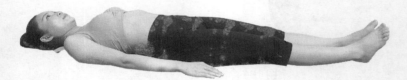

图107

② 吸气,屈膝,脚掌向地,两臂侧平举,掌心向下(图108)。

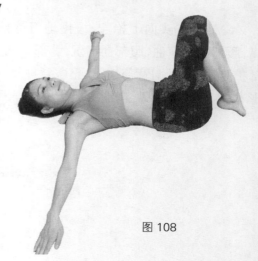

图108

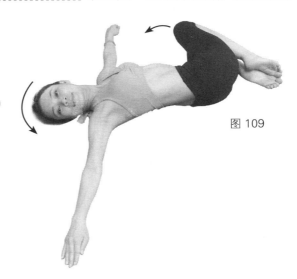

③ 呼气，双腿向左侧下压，头转右侧，保持 20~30 秒，吸气回下。呼气，换另一侧（图 109）。

图 109

 必备常识

做这个体式的整个过程中双肩不要离开地面，新妈妈要注意自己的感受，不要过于疲劳。

风吹树式：这是个很好的拉伸脊柱的姿势，有助于矫正脊柱，舒缓脊柱压力。它还能锻炼人体的平衡力，同时在两侧屈体的过程中，腰部肌群可得到充分的锻炼，对产后由于喂乳姿势不良导致的腰肩酸痛有较好的缓解作用；还有助于消除腰腹部赘肉，是新妈妈重新获得曼妙身材必不可少的锻炼姿势之一。

① 站立位，腰背挺直（图 110）。

② 吸气，双手合十同时向上推运双臂，拉伸整个脊柱（图 111）。

③ 呼气，向左侧弯曲身体，注意保持脊背与臀部在一个平面上，双臂尽量伸直并向左侧延展。左右交替，每次可练习 10 组（图 112）。

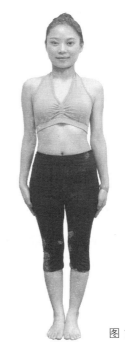

图 110

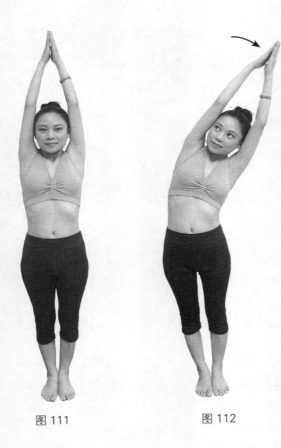

图 111　　　　　图 112

在侧弯时，如
果感到身体的拉伸
力太大，可用一只手
轻轻地扶住腰部，只
将一只胳膊举过头
顶即可，注意手臂、
脊柱和腿部要保持
在同一平面上（图
113）。

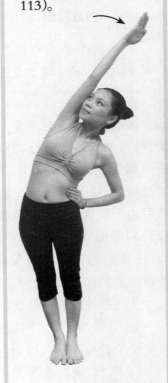

图 113

简易桥式：这个姿势能伸展后背和腹部，可以缓解肩部、颈椎的紧张感，还能有效消除骨盆和臀部多余的脂肪，使骨盆和臀部更有弹性。新妈妈常练习有助于阴道弹性的修复。此姿势还能缓解因腰椎、尾椎异常引起的腰痛，并能强健腰部和脊柱。

① 仰卧，双手十指交叉枕于头下，弯曲双膝，双脚分开与肩同宽，双脚全脚掌着地（图114）。

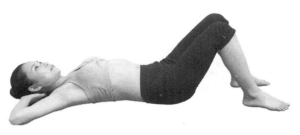

图114

② 吸气，将腰部抬高，保持肛门部位紧缩，将意识集中在肛门下3~5厘米处，呼气还原（图115）。

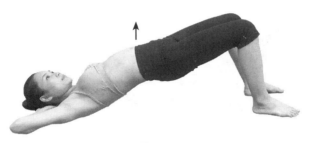

图115

💗 **必备常识**

颈部受过伤的新妈妈不要练习这个姿势。另外，在完成这个姿势的时候，双脚必须保持外八字形，这样才能有效地紧缩骨盆，强健脊柱。如果新妈妈觉得练习这个姿势时颈部容易出现酸痛症状的话，可以把双手紧扣置于腰下（图116）。

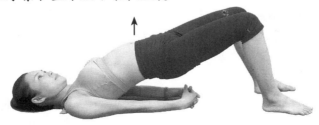

图116

船式：这个姿势可以帮助锻炼腹部肌肉和脏器，有助于促进肠道蠕动，改善消化。

① 仰卧，两腿伸直，两臂平放在身体两侧，掌心向下（图117）。

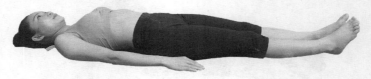

图 117

② 慢慢吸气，同时将头部和上身躯干以及两腿、双臂全部抬起来，离开地面，仅仅以臀部支撑。此时双臂应向前伸直，和地面保持平行，憋住气，尽量长时间地保持这个姿势（图118）。

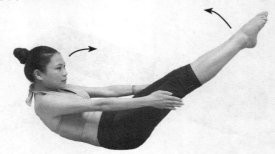

图 118

◎ 慢慢呼气，慢慢地把双腿和躯体还原，放松全身。重复此练习3次（图117）。

 必备常识

双脚无法蹬直的话，维持在屈膝姿势即可，或利用一张椅子放在前面支撑双脚；背部要尽量挺直，使脊椎往上提，以免尾椎往下压，导致腰背痛。另外，患有低血压、心脏病、哮喘、失眠、头痛和腹泻等的新妈妈应避免做这个姿势。

虎式：这个动作能锻炼脊柱，使其得到拉伸和运动，能消除臀、腿、腰、髋和背部的多余脂肪，是新妈妈进行瘦身的不错选择。另外，它还能强壮生殖器官，对产后子宫脱垂有很好的预防作用。

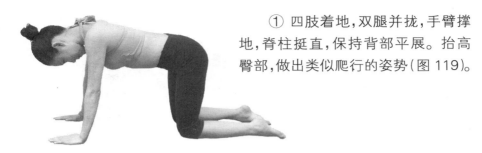

① 四肢着地,双腿并拢,手臂撑地,脊柱挺直,保持背部平展。抬高臀部,做出类似爬行的姿势(图119)。

图 119

② 向后伸展左腿,脊柱挺直,尽量保持头、臀和左腿脚后跟在同一条直线上(图120)。

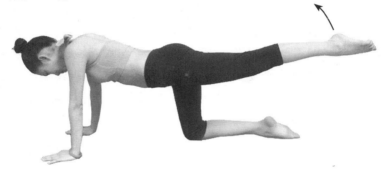

图 120

③ 尽可能将左腿抬高至最大幅度,膝盖绷直,腰向下微曲,腰背部下凹,左腿尽力向后伸展,同时使头部尽量向上抬起,舒展颈项,双眼向前凝视(图121)。

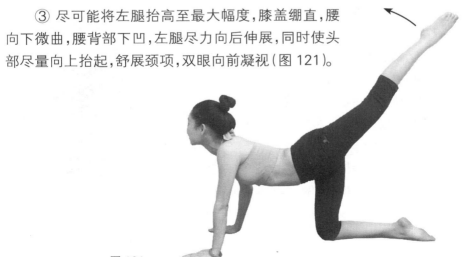

图 121

④ 慢慢收回左腿,低头,脊柱向上拱起,收缩肚脐部位,弯曲左膝,将膝盖指向头部,保持脚趾略高于地面,双眼向下看,鼻子贴住膝部,最后还原至四肢着地。用同样方法换右腿进行练习(图122)。

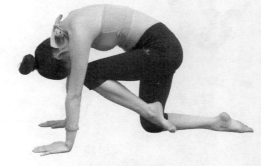

图 122

 必备常识

在练习动作图 121 时,如果腿部抬不到最高也不要勉强,抬到自己能够承受的高度即可,以免造成腿部肌肉拉伤。另外,至少在饭后 3 小时内不要练习这套动作。患有疝气、溃疡或严重背部疾病的新妈妈也不建议练习这个姿势。膝盖受过伤及患有脊柱疾病的新妈妈注意不要长时间练习,以免引起疼痛复发或给脊柱带来更大的压力。

树式:树式能增加身体平衡,让体形更修长,还能促进下半身的血液循环,尤其是产后下半身循环不良者,此动作建议多做。

① 双腿自然站立,双手垂直放在身体两侧,腰背挺直(图 123)。

② 吸气,右腿屈膝,右脚放在左大腿根部,脚趾向下,以左腿保持平衡,缓慢呼气(图 124)。

③ 双掌合拢,吸气,伸直手臂举过头顶,保持 20~30 秒,做深呼吸,换另一侧(图 125)。

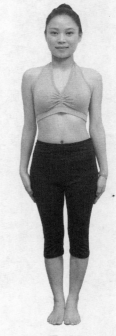

图 123

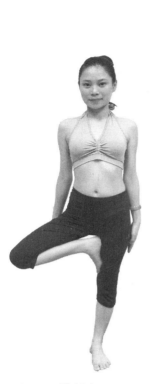
图124

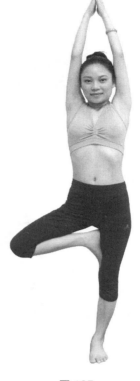
图125

 必备常识

　　新妈妈刚开始练习时，不能保持平衡，脚掌可放在另一侧大腿内侧的任意部位，膝部除外。

　　蛇式：蛇式能强壮生殖器官，有助于改善月经失调，是适合产后女性锻炼的好姿势。蛇式还能消除腰腹部赘肉，使臀部肌肉更结实，帮助新妈妈快速恢复窈窕身材。该姿势还有加强和改善肝及其他内脏器官的功能。通过伸展运动，柔和地按摩整个背部，对坐骨神经痛、椎体滑脱、背痛都有很好的改善作用。

　　① 双膝着地，跪坐在脚跟上，挺直腰背，双手自然放在大腿上。双手上举，掌心向前。呼气，上身从腰部开始俯身下压，直到躯干紧贴大腿，掌心和小臂贴在地上，额头轻碰地面（图126）。

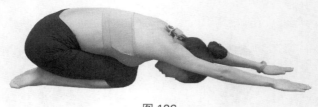

图 126

② 吸气,肘部微屈,胸膛慢慢向前移动,带动臀部和大腿抬离脚跟,使大腿和地面垂直。胸膛继续前移,直到整个胸膛贴近地面(图127)。

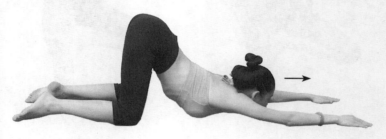

图 127

③ 腰腹用力,保持臀部抬离地面,然后下巴再微微抬离地面,当胸膛再也不能向前移动时伸直双臂,放低腹部,直至大腿接触地面为止。将胸部向上挺起,使背部呈凹拱形,头部和胸部轻轻向后上方仰起,目视天空,如眼镜蛇昂首弄姿般,闭气,保持这样的姿势5~10秒。双眼向上方看(图128)。

图 128

必备常识

　　如果背痛或下背部曾经受过伤,在练习此姿势时前臂最好紧贴地面。在抬升身体时必须特别小心,不能放松腿部的肌肉。另外,如果新妈妈觉得动作图128较难坚持,可双肘着地支撑身体(图129)。

图 129

7)放松

　　下犬式:跪立开始,双手放在地上,抬高臀部;吸气,伸直双腿,尽可能伸直双臂,保持手掌压在地上,呼气时脚跟和肩膀下压,脚跟尽量踩到地板上,注意保持背部伸直,尾骨朝上,保持呼吸8次(图130)。

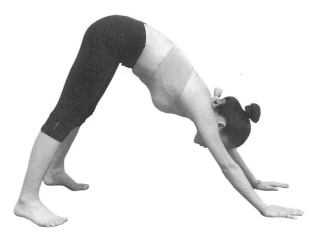

图 130

　　婴儿式放松:跪立,脚尖相对,臀部落于脚后跟上,双臂于体侧自然垂落。上身向前屈,额头自然贴地,双手掌心放在双脚掌心上,保持自然呼吸(图131)。

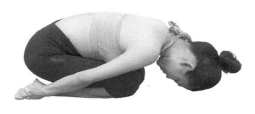

图 131

三、产后如何使用弹力带重塑动人曲线

1. 什么是弹力带运动

弹力带是一种携带方便,使用简单且十分有效的有氧训练工具。弹性阻力训练是使用弹力带作为训练工具的一种十分特殊的阻力训练,弹力带的阻力来源于其长度的变化。因此,在运用弹力带进行训练时,使用者基本上在任何位置及姿态都能训练全身大部分的肌肉,训练时更方便,也更有效。不同颜色的弹力带厚度不同,阻力也随之不同,当我们在训练时,可以循序渐进使用不同颜色的弹力带,提高训练效果。

目前有 8 种颜色的弹力带供选择,按阻力从小到大,依次是茶色、黄色、红色、绿色、蓝色、黑色、银色和金色。在刚开始训练时,建议选用阻力较小的弹力带,如红色。这样不但能使我们较容易完成正确的动作,还能提高训练效果及防止训练时损伤。当我们有一定的训练基础及体能后,可以逐渐进阶到阻力更大的弹力带,增加训练难度和效果。

2. 如何固定弹力带

要安全有效地进行弹力带训练,首先需要学习如何将弹力带固定在手中。弹力带的基本固定法有 3 种:

(1) 快速绑法固定(图 132)

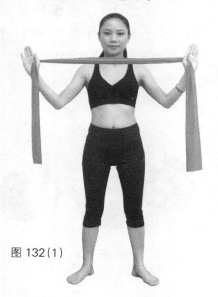
图 132(1)

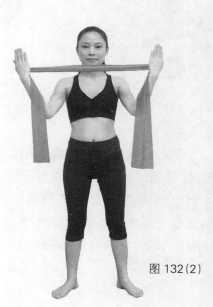
图 132(2)

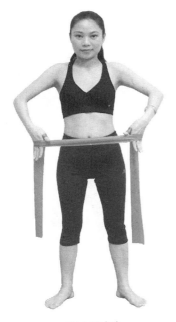

图 132（3）

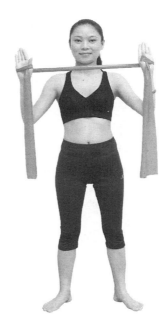

图 132（4）

（2）缠绕绑法固定（图 133）

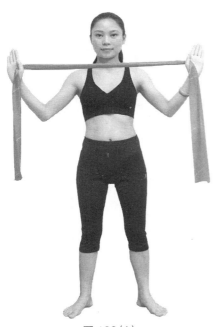

图 133（1）

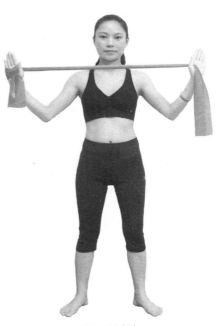

图 133（2）

(3) 手臂绑法固定(图 134)

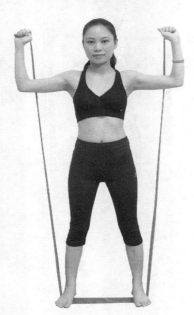

图 134(1)

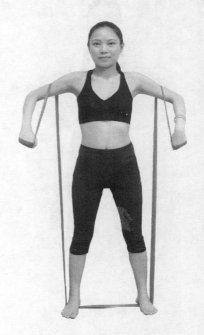

图 134(2)

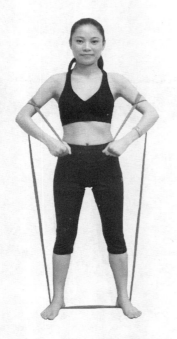

图 134(3)

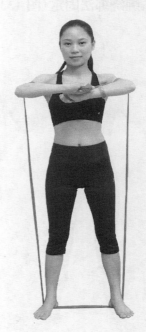

图 134(4)

3. 弹力带运动前如何热身运动

在进行弹力带训练前，最好先进行一组简单、由慢至快、低强度的有氧运动来激活肌肉，预热身体，预防运动损伤。

（1）半蹲肩外旋

准备姿势：上身保持直立，收缩腹部，双脚与肩同宽，脚尖微朝外，屈膝，肩膀略往后收及往下沉。掌心相对，双手握紧弹力带，屈肘呈90度并紧贴身体两侧。

训练方法：前臂转动使掌心朝上，然后肘紧贴身体，呼气，前臂伸直水平向外打开，吸气，缓慢往回收，回到开始的动作（图135）。

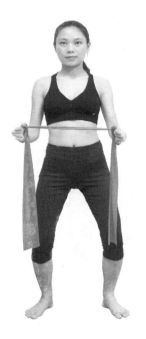

图 135(1)

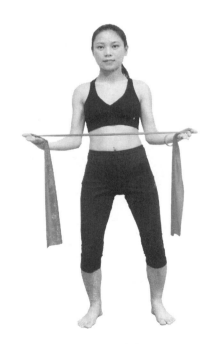

图 135(2)

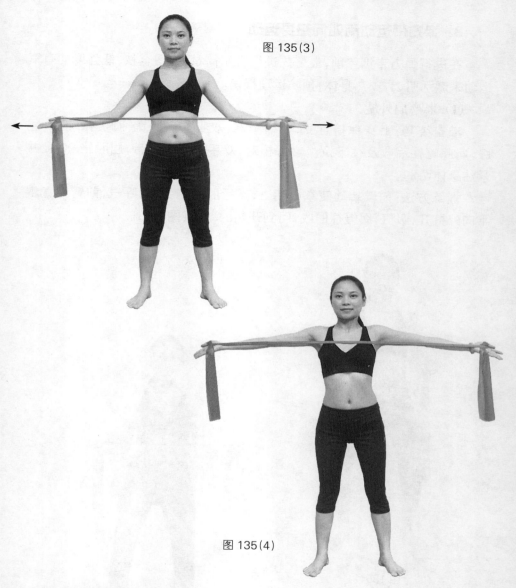

图 135(3)

图 135(4)

(2) 抬腿斜后拉

准备姿势: 双眼平视前方,上身保持直立,收缩腹部。双脚与肩同宽,脚尖微朝外,膝微屈,双手放在胸部正前方,掌心相对,握紧弹力带,肩膀略往后收及往下沉。

训练方法: 右单腿站立,呼气时,左腿抬高屈髋屈膝,同时双手对角线打开,左手往下,右手往上。吸气,回到开始动作,双手、双腿交替进行(图 136)。

(3) 下蹲肩上推举

准备姿势:双眼平视前方,上身保持直立,收缩腹部。双脚与肩同宽,膝微屈,脚尖微朝外,将弹力带围在臀部以下位置。双手放在体侧,屈肘,掌心朝下,握紧弹力带。肩膀略往后收及往下沉。

训练方法:呼气,双手用力往前上方牵伸弹力带,使肘伸直。身体同步往下蹲,屈髋屈膝,注意膝盖不要超过脚尖。吸气,收回动作,回到开始姿势(图 137)。

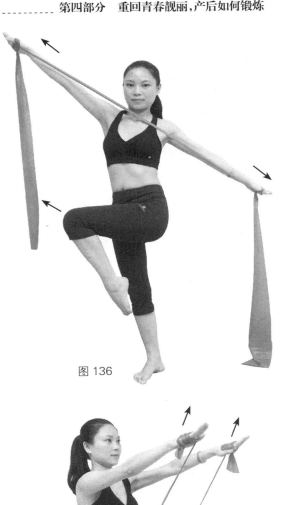

图 136

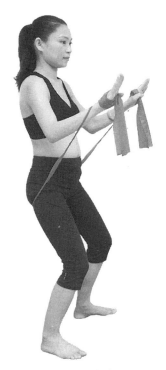

图 137(1)

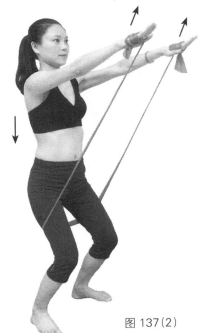

图 137(2)

4. 如何使用弹力带进行胸部运动

虽然女性胸部大小取决于脂肪积聚多少,但通过胸大肌的训练,能使局部位置肌肉更结实和丰满,从而达到视觉上的丰胸效果。

(1) 弹力带站立推胸

准备姿势:双眼平视前方,双脚与肩同宽站立,膝微屈,脚尖微朝外,收缩腹部,弹力带绕在背部约 1/3 的位置。上臂往外打开,肘略低于肩,屈肘约 90 度,掌心朝下,双手握紧弹力带。

训练方法:呼气时双手往前推至肘伸直。吸气,缓慢回到开始姿势。注意双肩不要向前倾,不要含胸(图 138)。

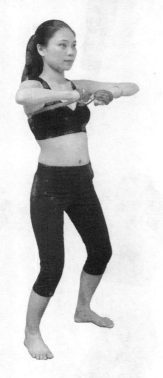

图 138(1)

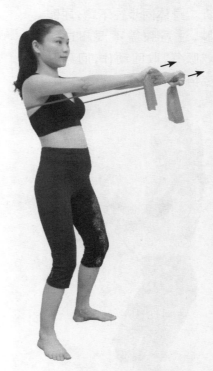

图 138(2)

(2) 弹力带胸前平举

准备姿势:双眼平视前方,双脚与肩同宽站立,膝微屈,脚尖微朝外,收缩腹部,双脚踩住弹力带。双手伸直放在骨盆前侧,双手握紧弹力带,掌心朝后,肩膀略往后收及往下沉。

训练方法：呼气时，双手往前平举至肘与肩平行。双手保持与肩同宽。吸气，缓慢回到开始姿势。注意肘保持伸直或微屈，不要耸肩（图139）。

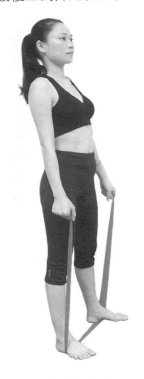

图 139(1)

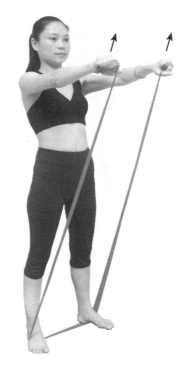

图 139(2)

（3）弹力带斜向上拉

准备姿势：双眼平视前方，双脚距离大于双肩宽站立，脚尖微朝外，稍屈膝朝脚尖方向，收缩腹部，双脚踩住弹力带。双手伸直放在大腿外侧，双手握紧弹力带，掌心朝前，肩膀略往后收及往下沉。

训练方法：呼气，双手往斜内上方拉至胸正前方。吸气，缓慢回到开始姿势（图140）。

（4）弹力带屈肘胸前平举

准备姿势：双眼平视前方，双脚与肩同宽站立，膝微屈，脚尖微朝外，收缩腹部。用手臂绑法，将弹力带固定在肘部。双上臂间距离同肩宽，屈肘成90度，掌心朝下。肩膀略往后收及往下沉。

训练方法：呼气，双肩用力往上至肘略低于肩。吸气，缓慢回到开始姿势（图141）。

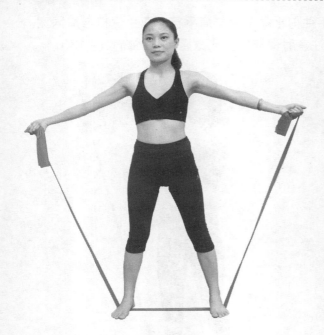

图 140（1）

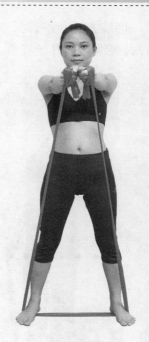

图 140（2）

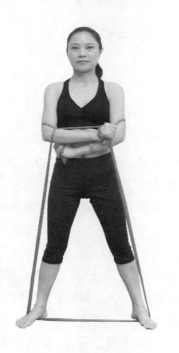

图 141（1）

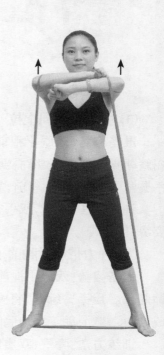

图 141（2）

(5)弹力带屈肘胸前交叉举

准备姿势:双眼平视前方,双脚与肩同宽站立,膝微屈,脚尖微朝外,收缩腹部。用手臂绑法,将弹力带固定在肘部。双手交叉放在对侧肩膀,肘在胸前位置。肩膀略往后收及往下沉。

训练方法:呼气,双肘用力往上至肘略低于肩。吸气,缓慢回到开始姿势(图 142)。

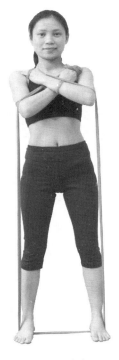 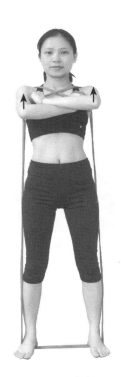

图 142(1)　　　　　　　　　　图 142(2)

5. 如何使用弹力带进行腹部运动

要使腹部变得平坦,首先要学会收腹。很多人误解收腹就是把肚子吸进去并使胸腔提高。其实这是一种错误的方法。正确的方法是吸气时,同时腹部轻轻向外胀,然后呼气时将腹部向上向里收紧。要注意,胸腔不要向上提或向下压。要养成无论是站立、坐或搬运重物时,都要保持腹部微向内收的好习惯。

(1) 弹力带屈腿卷腹

准备姿势:仰卧,双腿屈髋屈膝成90度,脚尖往上钩并将弹力带套在双脚下。双膝保持一拳头距离,下颌微往内收。双手握紧弹力带,互握放在颈后,双肘朝外。肩膀略往后收及向下沉。

训练方法:呼气,保持骨盆不动,腹部用力,身体向上卷起来至肩胛骨离开垫子,但下背部不要离开。吸气,缓慢回到开始姿势(图143)。

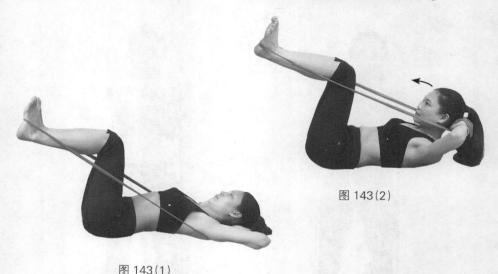

图 143(2)

图 143(1)

(2) 弹力带直腿卷腹

准备姿势:仰卧,双腿伸直抬高离开垫子,脚尖往上钩并将弹力带套在双脚。双腿保持一拳头距离,下颌微往内收。双手握紧弹力带并将双手放在对侧肩膀。肩膀略往后收及向下沉。

训练方法:呼气,保持骨盆不动,腹部用力,身体向上卷起来,至肩胛骨离开垫子,但下背部不要离开。吸气,缓慢回到开始姿势(图144)。

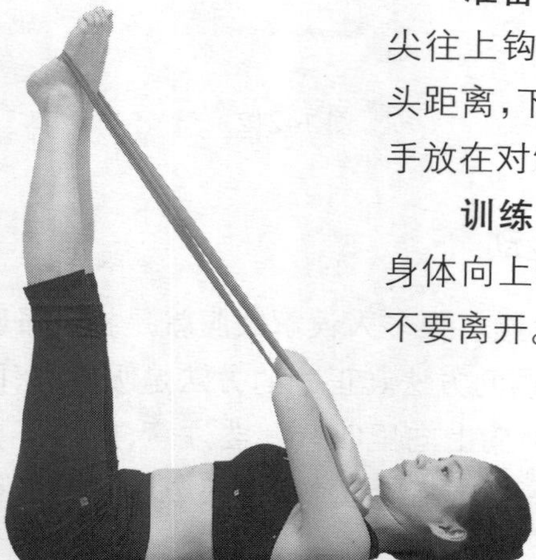

图 144(1)

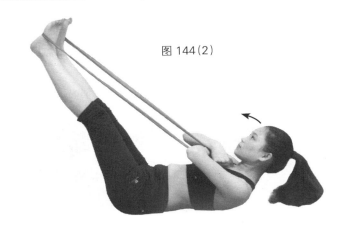

图 144（2）

（3）弹力带卷腹蹬腿

准备姿势： 仰卧，双腿屈髋屈膝成 90 度，脚尖往上钩并将弹力带套在双脚下。双膝保持一拳头距离，下颌微往内收。双手握紧弹力带，互握放在颈后，双肘朝外。肩膀略往后收及向下沉。

训练方法： 呼气，保持骨盆不动，腹部用力，身体向上卷起来至肩胛骨离开垫子。吸气，保持在身体向上卷的位置。呼气，保持骨盆不动，大腿前侧肌肉用力把腿伸直。吸气，缓慢回到开始姿势（图 145）。

图 145（1）

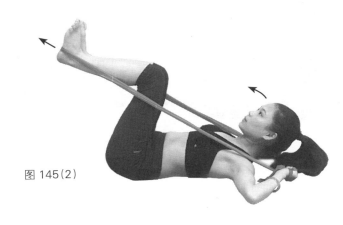

图 145（2）

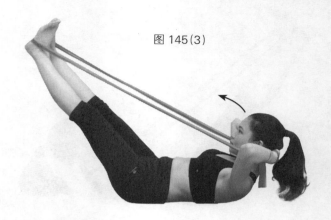

图 145(3)

(4) 弹力带伸肘卷腹

准备姿势：仰卧，双腿伸直抬高离开垫子，脚尖往上钩并将弹力带套在双脚。双腿保持一拳头距离，下颌微往内收。双手伸直放在大腿外侧，双手握紧弹力带。肩膀略往后收及向下沉。

训练方法：呼气，保持骨盆不动，腹部用力，身体向上卷起来至肩胛骨离开垫子。吸气，双手上下摆 5 次，然后呼气。重复动作直到双手上下摆动 100 次。吸气，缓慢回到开始姿势（图 146）。

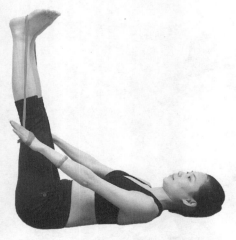

图 146(1)

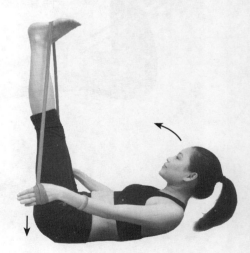

图 146(2)

（5）弹力带仰卧直腿钟摆

准备姿势：仰卧，双腿离开垫子伸直抬高，脚尖往上钩并将弹力带套在双脚上。双上肢伸直往外打开，双手握紧弹力带，掌心朝上，肩膀略往后收及向下沉。

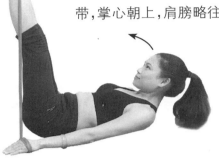

训练方法：呼气，保持上半身紧贴于垫子上，腿向一侧运动，吸气，缓慢回到开始姿势。呼气，保持上身紧贴于垫子上，腿向另一侧摆动。吸气，缓慢回到开始姿势（图147）。

图 146（3）

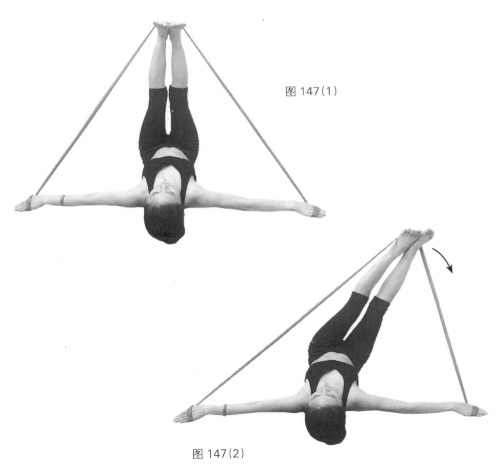

图 147（1）

图 147（2）

(6) 弹力带卷腹推胸

准备姿势:仰卧,下颌微向内收,双腿屈髋屈膝,弹力带绕在身后,约在背部1/3的位置。上臂向外打开,屈肘成90度,掌心朝下,双手握紧弹力带。

训练方法:呼气,保持骨盆不动,腹部用力,身体向上卷起至肩胛骨离开垫子。吸气,保持身体向上卷位置。呼气,双手往前及往内方向推至肘伸直。吸气,缓慢回到开始姿势(图148)。

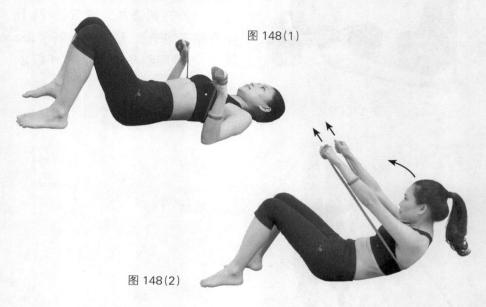

图 148(1)

图 148(2)

6. 如何使用弹力带进行臀部运动

如何才能拥有结实、浑圆、挺翘的臀部,打造迷人曲线呢? 最有效的方法是通过肌肉力量锻炼来增加肌肉厚度,使臀部更丰满,同时收紧臀部肌肉,改善臀部下垂,从而改善体态。

(1) 弹力带站立髋外展

准备姿势:双眼平视前方,上身保持直立,收缩腹部。将弹力带套着左脚,右脚踩住固定。身体重心在右腿,左脚离开垫子,身体尽量保持垂直,不要侧倾。双手伸直放在大腿外侧,右手握紧弹力带,掌心朝内。双脚保持与肩同宽,膝微屈,脚尖微朝外。肩膀略往后收及向下沉。

训练方法:呼气,臀部用力,使左脚往外展开。吸气,缓慢回到开始姿势(图149)。

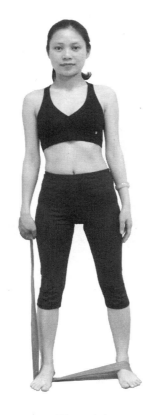
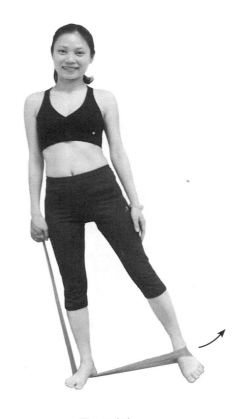

图 149(1)　　　　　　　　　　　图 149(2)

（2）弹力带站立后踢腿

准备姿势：双眼平视前方，上身保持直立，收缩腹部。将弹力带套着左脚，右脚踩住固定。双手伸直放在大腿外侧，右手握紧弹力带，掌心朝内。双脚保持与肩同宽，膝微屈，脚尖微朝外。肩膀略往后收及向下沉。

训练方法：身体重心在右腿，左脚离开垫子，身体尽量保持垂直，不要侧倾。呼气，臀部用力，使左脚往后踢，不要屈膝。吸气，缓慢回到开始姿势（图 150）。

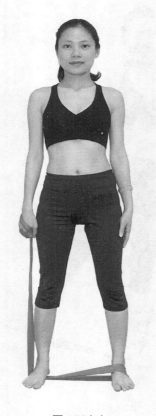

图 150(1)

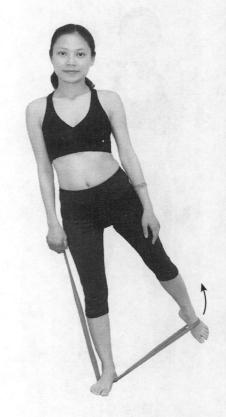

图 150(2)

(3) 弹力带侧卧直腿髋外展

准备姿势：左侧卧于垫子上，头枕在左上臂位置，平视前方。双腿伸直，头、肩、臀及腿部成一直线，骨盆垂直于地面。右手放在胸前方地面，在脚踝位置用弹力带套一圈，并用右手固定。收缩腹部，肩膀略往后收及向下。

训练方法：呼气，右臀用力，使右腿垂直地面打开。吸气，缓慢回到开始姿势（图 151）。

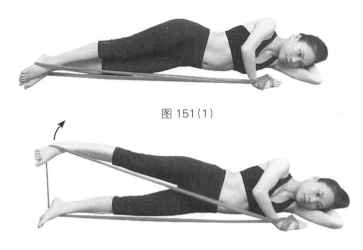

图 151（1）

图 151（2）

（4）弹力带仰卧提臀

准备姿势：仰卧，双腿屈髋屈膝，双脚平放在垫子上。双膝保持一拳头距离，下颌微往内收。双手握紧弹力带横跨在骨盆位置，掌心朝下。

训练方法：呼气，臀部用力使臀及下背部离开垫子，大腿与身体成一直线。吸气，缓慢回到开始姿势（图 152）。

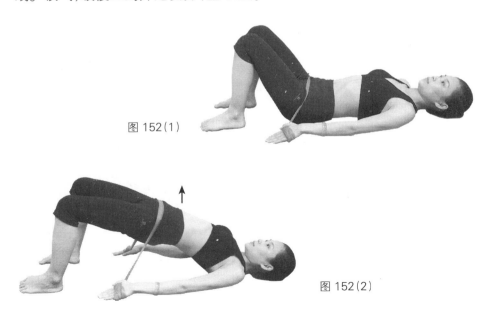

图 152（1）

图 152（2）

(5) 弹力带进阶仰卧提臀

准备姿势: 仰卧,屈左髋、左膝,左脚平放在垫子上。右腿伸直抬高,双膝保持一拳头距离,下颌微往内收。双手握紧弹力带横跨在骨盆位置,掌心朝下。

训练方法: 呼气,臀部用力使臀及下背部离开垫子,大腿与身体成一直线。吸气,缓慢回到开始姿势(图 153)。

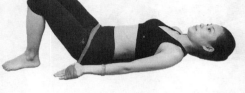

图 153(1)

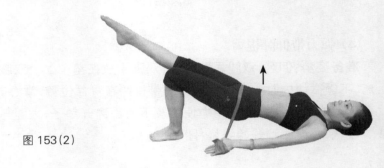

图 153(2)

(6) 弹力带跪位蹬腿

准备姿势: 四点跪位,上肢垂直于地面,支撑身体,双手握紧弹力带。双膝与髋同宽,大腿垂直于地面。屈右膝使脚尖离开垫子,脚尖往上钩并将弹力带套在脚上。收缩腹部,头与身体成一直线。

训练方法: 呼气,右腿用力往后蹬腿至膝伸直并与身体在同一平面。吸气,缓慢回到开始姿势(图 154)。

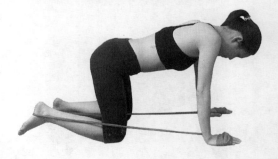

图 154(1)

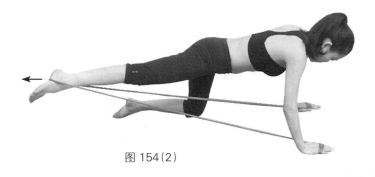

图 154(2)

臀部训练动作看似简单,可是有些人由于不正确的姿势,在进行上述动作训练时,只感觉到大腿后侧肌肉疲劳,臀部并没有疲劳的感觉,导致臀部肌肉没能有效收缩,未能达到预期效果。在这种情况下,可暂不使用弹力带进行单纯动作训练,注意体会动作要领,并将注意力集中在收紧臀部肌肉上面。

7. 如何使用弹力带进行腿部运动

如何打造修长美腿是每个新妈妈关注的问题。要想拥有优美的腿部线条,在进行弹力带训练时,要选择阻力小、次数多的训练方法。训练后,一定要进行充分的拉伸运动,这样才能在使肌肉收紧的同时,又能充满弹性。

(1) 弹力带站立内踢腿

准备姿势:双眼平视前方,上身保持直立,收缩腹部。双脚与肩同宽站立,膝微屈,脚尖微向朝外。将弹力带套着左脚,右脚踏着固定。双手伸直放在大腿外侧,右手握紧弹力带,掌心朝后。肩膀略往后收及向下沉。

训练方法:身体重心右移,左脚离开地面,身体尽量保持垂直,不要侧倾。呼气,大腿内侧肌肉用力,使左脚往内。吸气,缓慢回到开始姿势(图 155)。

(2) 弹力带站立前踢腿

准备姿势:双眼平视前方,上身保持直立,收缩腹部。双脚与肩同宽站立,膝微屈,脚尖微向朝外。将弹力带套着左脚,右脚踏着固定。双手伸直放在大腿外侧,右手握紧弹力带,掌心朝后。肩膀略往后收及向下沉。

训练方法:身体重心右移,左脚离开地面,身体尽量保持垂直,不要侧倾。呼气,大腿前侧肌肉用力,使左脚往前上抬起。吸气,缓慢回到开始姿势(图 156)。

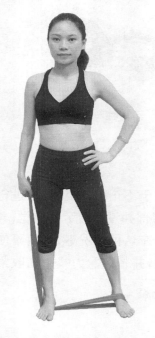

图 155(1)

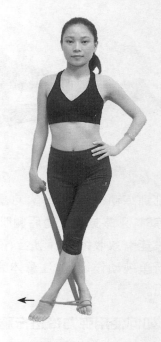

图 155(2)

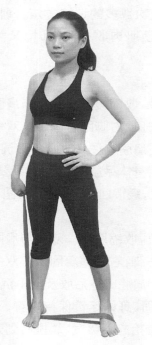

图 156(1)

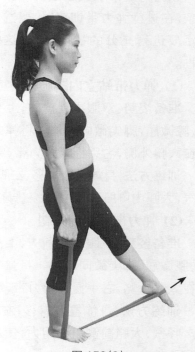

图 156(2)

(3) 弹力带半蹲

准备姿势：双脚与肩同宽站立，屈髋屈膝使大腿与地面平行，膝朝脚尖方向，脚尖微朝外，双脚踩着弹力带。上身保持挺直，收缩腹部，稳定躯干，身体微向前倾，保持身体平衡。双肘屈，双手放在肩前侧，掌心朝内，双手握紧弹力带。肩膀略往后收及向下沉。

训练方法：呼气，腿用力使身体站直。吸气，缓慢回到开始姿势。注意下蹲时，膝盖不要超过脚尖，膝朝脚尖方向。下蹲时，幅度不要过大，大腿不要低于水平面（图157）。

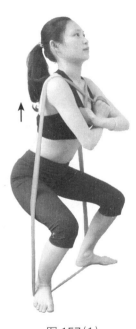

图 157(1)

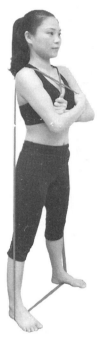

图 157(2)

(4) 弹力带单腿蹲

准备姿势：双眼平视前方，上身保持直立，收缩腹部，身体微向前倾。右单腿站立，膝微屈，膝朝脚尖方向，脚尖微朝外并踏着弹力带。左腿往前，屈髋屈膝，脚离开地面。双肘屈，双手放在肩前侧，掌心朝内，双手握紧弹力带。肩膀略往后收及向下沉。

　　训练方法：吸气，身体缓慢往下至膝屈曲约45度。呼气，大腿用力，使右腿伸直（图158）。

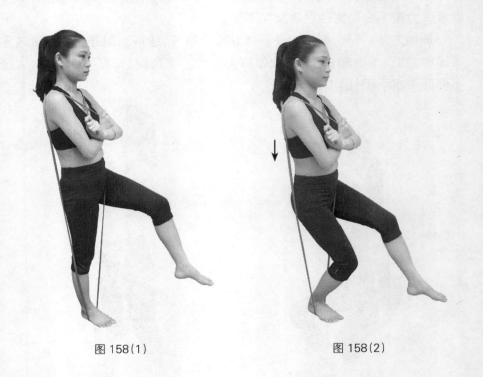

图 158（1）　　　　　　　　　　　　　　图 158（2）

　　（5）弹力带弓步蹲

　　准备姿势：双脚分开站立，成弓步，上身保持直立，收缩腹部，稳定躯干。右腿膝微屈，膝朝脚尖方向，脚尖微朝外并踩着弹力带。左腿膝微屈，脚尖碰地，重心放在双腿中间。双肘屈，双手放在肩前侧，掌心朝内，双手握紧弹力带。肩膀略往后收及向下沉。

　　训练方法：吸气，身体缓慢向下沉，右膝屈曲至大腿与地面平行。呼气，大腿用力，使右腿伸直。注意上身不要前后倾，下蹲时，幅度不要过大，大腿不要低于水平面（图159）。

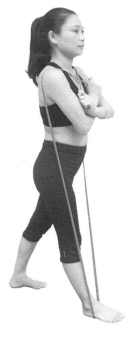

图 159(1)

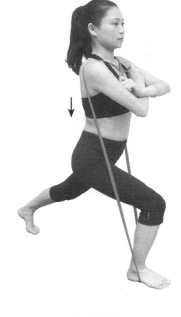

图 159(2)

8. 弹力带运动后如何放松活动

经过上面的有氧训练后，不要忽略训练后的放松活动，否则不但影响效果，更对身体有不良影响。放松运动包括以下两部分：

(1) 低强度有氧运动 5~10 分钟

在高强度训练时，血液循环较快，训练之后，若没有低强度有氧运动使肌肉收缩协助血液流动，会增加心脏负担，长此以往可能导致心脏问题。另外，身体在运动过程中会产生大量代谢物停留在肌肉组织，并产生肌肉疼痛与疲劳。通过低强度有氧运动，可以通过血液循环将这些代谢物带走，减轻肌肉疼痛，加快恢复。

(2) 拉伸大肌肉群

拉伸肌肉能有效让肌肉放松，减少肌肉僵硬，使血液微循环增加，加快代谢废物的排除。

1）臀部肌群

开始姿势：盘腿坐，腰背挺直，身体向前，将右腿往前并屈膝。将左腿移至身体侧后方，伸直左膝。

训练方法：上身向前靠近前侧大腿，使大腿尽量贴于胸前（图160）。

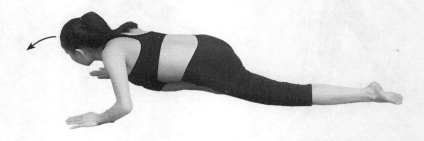

图 160（1）

图 160（2）

2）腿部肌群

① 股四头肌及髂腰肌

开始姿势：弓步，上身保持直立，收缩腹部。右腿在前，屈膝成 90 度。左大腿微往后，屈膝跪于垫子上。将弹力带重叠套在左脚上，双手握紧弹力带。

训练方法：双手用力，将弹力带往上拉，将小腿拉近大腿（图161）。

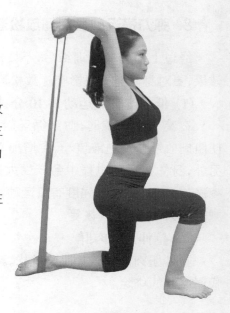

图 161（1）

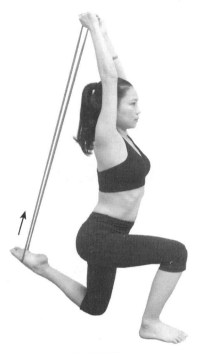

图 161（2）

② 腘绳肌

开始姿势：仰卧，左腿屈髋屈膝，左脚踩于垫子上。右腿屈髋，膝伸直。将弹力带重叠，放在右小腿位置，双手握紧弹力带。

训练方法：双手用力将弹力带往下拉，使大腿尽量靠近胸前（图 162）。

3）背部肌群

开始姿势：上身垂直坐在垫子上，收缩腹部。伸直左膝，屈右膝。右脚放于左膝外侧。左肘尖放于右膝外侧，右肘伸直，手放在身体右后方支撑体重。

训练方法：上身转向右方，左肘用力向左顶。其间上身始终保持垂直（图 163）。

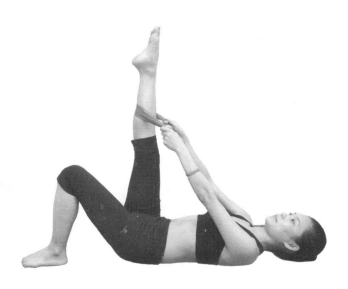

图 162（1）

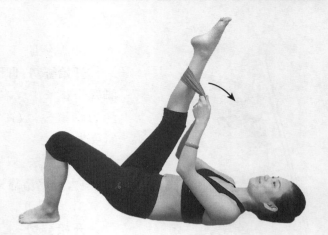

图 162（2）

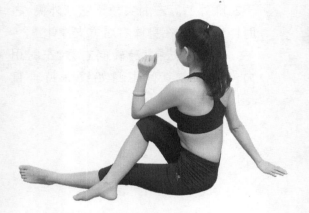

图 163（1）

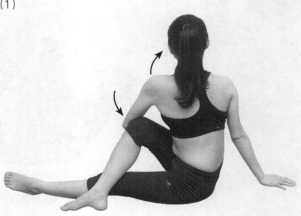

图 163（2）

四、产后盆底肌训练，重回理想性生活

1. 女性盆底肌的作用是什么

女性的盆底是由肌肉组织和结缔组织排列成向上弧形的盆状结构，其中主要是肛提肌支持着或托着女性的生殖器官，如子宫、卵巢、输卵管，同时帮助膀胱和直肠处于正常位置。阴道穿行在盆膈中，阴道的收缩和扩张受到盆底肌群的影响。当分娩造成盆底肌群的部分撕裂或完全断裂后，阴道的主动收缩能力就会严重下降，随之而来的问题是女性的性生活能力下降，缺乏快感，大小便失禁，甚至子宫、阴道、膀胱脱垂。

2. 产后为什么要进行盆底肌训练

（1）妊娠期随着子宫的增大，其重力作用对盆底的慢性牵拉造成不同程度的盆底软组织损伤。

（2）妊娠期激素水平变化导致盆底支持结构减弱。

（3）分娩时盆底受胎头挤压，肌肉高度牵张，使盆底肌肉组织间发生分离变化。

（4）难产、器械助产等易引起盆底及尿道周围组织的损伤，导致尿失禁的发生。

（5）妊娠和分娩过程中肛提肌及阴部神经机械性损伤。

3. 什么是盆底肌训练法

盆底肌训练法通过主动的、反复的盆底肌群收缩和舒张，增强支持子宫、膀胱、直肠和尿道的盆底肌张力，恢复松弛的盆底肌群原有状态，达到预防和治疗女性尿失禁和生殖器官脱垂的目的。

4. 盆底肌训练的方法有哪些

（1）盆底肌训练法

基本方法是集中注意力，呼吸保持深而缓，吸气时先收缩肛门（就好像你要憋住屁不放），再收缩尿道（就好像你要憋住尿不让流出来），产生盆底肌上提的感觉，持续约3~5秒；呼气时放松。如此反复，每次训练15~20

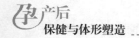

分钟,每天 2~3 次,坚持训练至产后 3 个月。

 必备常识

如果能按照"认真投入去做,随时随地去做,坚持终生运动"的原则来做盆底肌肉训练,女性将受益终生。

(2)生物反馈训练

生物反馈也是一种主动的盆底康复方法,通过放置于阴道或直肠内的肌电位探头或压力感受器,使患者盆底肌肉产生的肌电位信号或压力信号传给计算机控制系统,将这些肌肉活动的信号转化为听觉和视觉信号反馈给患者,指导患者进行正确的、自主的盆底肌群训练。治疗周期一般为 2~3 个月。

(3)神经肌肉电刺激

神经肌肉电刺激是一种被动的盆底康复方法。通过低频电刺激盆底肌群的神经,使尿道括约肌、肛提肌、阴道括约肌等被动收缩,达到治疗和预防盆底功能障碍的目的。

5. 哪些情况下不宜进行盆底肌训练

(1)阴道流血(如晚期产后出血,月经期等)。
(2)泌尿生殖系统的急性炎症。
(3)合并恶性盆腔脏器肿瘤患者。
(4)痴呆或不稳定癫痫发作者。

6. 产后何时进行盆底肌训练

产后一个月内,由于子宫处于恢复期,不断有恶露排出,这个时候一般只适合做简单的盆底肌训练。待恶露排尽后,可以根据情况选择生物反馈、神经肌肉电刺激等物理治疗,并且越早接受盆底肌训练,恢复的效果越好。

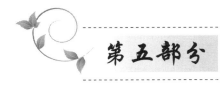

第五部分

重回青春靓丽，产后如何进行合理营养

　　产后新妈妈的膳食结构是关系新妈妈自身健康和美貌的关键所在，尤其是产后的一个月，更是新妈妈健康的转折点。

　　由于新妈妈刚刚经历了一场极其消耗体力和精力的生产活动，身体状况一般较差，抵抗力也较弱，如果新妈妈能够按照健康饮食的标准严格规范自己的饮食，那么很可能又是一个改善自身体质的好机会，还可以让自己变得更加美丽。反之，如果不能遵循健康饮食原则，为身体补充足够的营养，不但不利于产后的身体恢复，而且还威胁新妈妈的健康，增添不少产后疾病。

一、坐月子的营养与饮食（产褥期）

1. 什么是"坐月子"

　　产褥期，俗称"坐月子"，一般指从分娩至产后 6~8 周，是指胎儿、胎盘娩出后新妈妈的身体、生殖器官和心理方面调适复原的一段时间，其间新妈妈全身各器官（乳房除外）、组织，尤其是生殖器官，会逐渐恢复到怀孕以前的状态。

2. 坐月子时新妈妈的生理有什么变化

　　（1）产后 8 周内是新妈妈生理变化最明显的时期，分娩前大约重 1000

克的子宫,要逐渐恢复到怀孕前的 50 克左右。

(2)产后 3 周内,阴道会不断排出分泌物,含有血液、小血块、坏死的组织、黏液和上皮细胞等,医学上称之为"恶露"。

(3)阴道比以前松弛,皱襞减少。外阴充血与水肿在生产数天内逐渐消失。处女膜在分娩时被撕裂,过度扩大失去弹性,在产褥期虽能恢复,但很少能恢复到妊娠前的状态。

(4)新妈妈小腹部正中线的色素在产褥期逐渐消退,新妈妈紫红色妊娠纹在产后逐渐变成白色。分娩后腹壁变得松弛,需产后 6~8 周左右恢复。

3. 产后营养为什么特别重要

(1)健康的新妈妈从产后的第 2 天开始便会有少量乳汁分泌,从第 4 天或第 5 天开始,每天分泌乳汁约 300 毫升,2 周后每天分泌乳汁约 500 毫升,产后 4 个月时每天分泌乳汁约 400~900 毫升。如果饮食营养调理不当,就会使乳汁分泌量减少,直接影响宝宝的健康。

(2)新妈妈因在分娩过程中大量出血和极度的体力消耗,身体变得异常虚弱,如果产后不及时补充足够的高质量的营养,就会影响新妈妈的身体康复。

4. 产后应该怎么吃

产后第一天应吃稀软食物,多喝汤水。从第二天开始,可食用正常膳食,但要少食多餐,不要过于油腻。

食物种类要丰富,经常变花样,使新妈妈吃得舒心、可口。饭菜要做得细软一些,以便于消化吸收。

(1)应多食用鸡、猪肉、排骨和鱼类煮的汤,以促进乳汁分泌。新妈妈食用花生加各种肉类煮成的汤,鲜鲤鱼与大米煮的粥,花生与大米熬的粥等,均有一定的催乳作用。

(2)产后饭量应比妊娠期间增加一些,一般以增加 1/3 左右为宜。要注意不可大量地摄取糖类,否则不仅容易发胖,而且会影响食欲,减少饭量,有时还会造成营养不良。最好每天喝 500 毫升牛奶,既可以促进新妈妈身体的恢复,还可增加奶水,使婴儿吃饱吃好。

(3)孕期患有贫血的新妈妈,更应注意多摄取含铁量较高的食物。此外,新妈妈还应多吃富含纤维素、维生素的蔬菜和水果,以预防便秘的发生。

5. 坐月子时新妈妈适宜多进食哪些食物

根据新妈妈身体复原和哺乳的要求，新妈妈适宜多吃以下食物：

(1) 小米粥

同等重量的小米与大米比较，小米所含的铁高于大米 1 倍，维生素 B_1 高于大米 1.5~3.5 倍，维生素 B_2 高于大米 1 倍，纤维素含量高于大米 2~7 倍。但需要注意与其他米、面调剂使用，避免食物过于单一造成营养不良。

(2) 牛奶

牛奶中蛋白质、钙、维生素 A、维生素 D 含量丰富，且易被人体吸收利用，对新妈妈健康恢复以及乳汁分泌很有好处。建议每日饮用牛奶 250~500 毫升。

(3) 面汤

产褥期妇女在挂面汤或手工切面汤内，加上一两个鸡蛋或瘦肉丝，再配上适量的西红柿或其他青菜，既可以补充营养，又有促进泌乳的功效，对母子均有益。

(4) 鸡蛋

鸡蛋营养丰富，其蛋白质几乎可以完全被人体吸收，是健体和促进乳汁分泌的好食品，有利于新妈妈身体恢复和胎儿生长发育。鸡蛋适宜蒸水蛋，或配菜炒等吃法，而不宜以白煮蛋吃法，白煮蛋不利于新妈妈消化吸收。鸡蛋与牛奶一起食用效果更好，但每天不宜多吃。

(5) 红糖

红糖含碳水化合物丰富，钙和铁含量也较多，还含有帮助子宫收缩的物质，能促进恶露排出。中医认为红糖有养血补血、温脾祛瘀的功效，新妈妈在产后头几天，饮用适量红糖水，对身体复原很有益处。

(6) 鸡肉

鸡肉营养丰富，其蛋白质含量比猪、牛、羊肉都多，而脂肪则比猪、牛、羊肉要少，有利于新妈妈强身健体。

(7) 肉汤

肉汤味道鲜美，能提高食欲，且汤水多，可使乳汁分泌增多。但要注意肉汤既要喝汤更要吃肉。牛肉汤、排骨汤、鸡汤等都可以选用。用肉汤做面汤、蛋汤营养更全面。

(8) 蔬菜

新鲜蔬菜含有大量维生素、纤维素和矿物质。推荐新妈妈可以多吃以下一些蔬菜：

1) **黄豆芽**：含有大量的蛋白质，维生素 C 和纤维素。有利于新妈妈产后止血、组织修复和防止便秘。

2) **莲藕**：含有大量淀粉、维生素和矿物质。新妈妈多吃莲藕能及早清除腹内积存的瘀血，帮助消化，促使乳汁分泌。

3) **海带**：含碘和铁较多。新妈妈多吃海带，能增加乳汁中碘含量，有助于婴儿身体生长发育，防止缺碘引起的呆小病。

4) **黄花菜**：含有蛋白质及矿物质磷、铁以及维生素 A、胡萝卜素等营养素。黄花菜味道鲜美，适合做汤用。产褥期容易发生腹部疼痛、小便不利、睡眠不安，多吃黄花菜有助于消除这些症状。

5) **莴笋**：含有矿物质钙、磷、铁较多，能助长骨骼，坚固牙齿。适合产后少尿及无乳的新妈妈食用。

6) **黑木耳**：含有丰富铁质，有补血、补肾功效。

(9) 水果

水果是含有维生素和矿物质较多的食物。新妈妈应每天吃水果200~250 克，最少 2 个品种以上。水果不同于冷饮，不伤脾胃，也不会影响子宫收缩，产后吃水果对身体恢复和增加抗病能力，以及分泌乳汁都有益。

(10) 鱼类，尤其是鲤鱼

新妈妈吃鱼有益，吃鲤鱼更有益，因为鲤鱼富含蛋白质、钙、磷、铁和 B 族维生素等。研究表明，鲤鱼能促进子宫收缩，去除恶露，还有滋补、健胃、利尿、通乳等功效，是新妈妈康复和催乳的理想食物，所以新妈妈适宜多吃鲤鱼。

6. "坐月子"需要忌口吗

上面说了"坐月子"适宜吃哪些食物，那么又有哪些食物是要尽量避免吃的呢？

1) **过于辛辣的食物**：如辣椒，容易伤津耗气损血，加重气血虚弱，并容易导致便秘，进入乳汁后对宝宝也不利。

2) **刺激性食物**：如浓茶、咖啡、酒精，会影响睡眠及肠胃功能，对婴儿发育也不利。酸涩收敛食物,如乌梅、南瓜等,会阻滞血行,不利恶露的排出。

3)**冰冷食品**:如雪糕、冰淇淋、冰冻饮料等。冰冷的食物会使血管收缩,影响新妈妈身体的循环作用,导致代谢废物在体内积聚。

4)**过咸食物**:含盐量多容易引起新妈妈体内水钠潴留,造成水肿,并可能诱发高血压,还会影响泌乳。

7.“坐月子”可以吃麦乳精、味精吗

1)**麦乳精**:麦乳精含有很多麦芽糖,而麦芽糖有退奶的作用,不利于下奶,故应该少吃。

2)**味精**:味精内的谷氨酸钠会通过乳汁进入婴儿体内,过量的谷氨酸钠对宝宝(尤其是 12 周内的宝宝)发育有严重影响,应该少吃。

8.“坐月子”可以吃巧克力吗

巧克力所含有的可可碱会通过母乳被宝宝吸收,并在宝宝体内蓄积,损伤神经系统和心脏,故应该少吃或不吃。

9.“坐月子”要不要补钙

当新妈妈通过饮食摄入的钙不足时,虽然不会影响乳汁分泌量和乳汁中钙的含量,但可能消耗母体钙存储,动用母体骨骼钙,以维持乳汁钙含量恒定。科学调查发现,母乳喂养孩子 6 个月或更长时间的新妈妈,其脊椎骨质密度平均降低 5.1%,股骨骨质密度平均降低 4.8%。因此,新妈妈要注意多食用富含钙和维生素 D 的食物,防止因哺乳缺钙而导致骨质疏松,同时保证宝宝有足够的、营养全面的乳汁。

 必备常识

含钙丰富的食物有牛奶、粗杂粮、鱼类、禽蛋、动物内脏、大豆及其制品,还有水果和新鲜蔬菜等。另外,质量保证的钙片,也是很好的选择。

10. 要想乳汁多,应该多补充哪些营养素

母乳是宝宝最好、最天然的营养来源。为了让婴儿得到质优又充沛的奶水,新妈妈在饮食的搭配与营养上的要求有一定讲究。促进乳汁分泌与哪些营养素的摄入有关呢? 主要包括:

1) **蛋白质**:蛋白质是生命的基础,母乳作为婴儿的唯一食物,蛋白质必然是乳汁的最重要成分之一。有证据表明,乳母蛋白质营养不良会使乳汁分泌量减少,且乳中蛋白质含量也降低,影响宝宝生长发育。

必备常识

富含蛋白质的食物有豆腐皮、腐竹、虾米(海米)、黄豆等。

2) **维生素**:乳汁维生素的来源依赖新妈妈,因此新妈妈应食用富含维生素的食物。

必备常识

富含维生素 B_1 的食物有葵花子仁、花生仁、黑芝麻等。

3) **钙质和铁质**:钙质补充是为了预防产妇骨质流失。饮食中多加一些含血红素铁的食物,如动物血、瘦肉、鱼类及豆类,可以预防新妈妈贫血。

4) **水分**:母乳本身就是一种流汁,足够的水分是产生母乳的主要来源。尤其在哺乳期间,哺乳女性容易口渴,更应及时补充足够的水分。

必备常识

只要适当地搭配饮食,且多吃有助乳汁分泌的食物,同时让宝宝多加吸吮,就能加速乳汁大量的分泌。

11. 饮食催奶与药物催奶,哪一个更好

有的新妈妈可能奶水不足,不能满足宝宝所需,或者初奶不下,不能及时喂养宝宝,这时,选择一个有效且适合自己的催奶方法十分重要。有些药物虽然有催奶的功效,但营养作用不大,而且用药往往会有副作用。新

妈妈缺乏营养是乳汁不足的一个重要方面，因此以饮食催奶为主，既有利于下奶，又可增强体质，一举两得。

 必备常识

下面介绍几个有催奶作用的食谱：

（1）猪蹄1只，通草5~10克，加水1500毫升同煮，烧开后再文火煮1~2小时。每天1剂分2次喝完，连喝3~5天，可下奶。

（2）鲜鲤鱼或鲫鱼300~500克，王不留行10克，先将鱼稍煎一下，后加水2碗煮20分钟。吃鱼喝汤，每天1到2次，连续3天。

（3）红小豆125克，加水煮粥，早晨吃，连续3~5天。或用红小豆250克煮烂成浓汤，早晚饮浓汤，连续数日。

（4）豆腐150克，红糖50克，加适量水同煮，待红糖煮化后，加入50毫升米酒，一次吃完，每天1次，连续3~5天。

 ## 二、哺乳期的营养与饮食

1. 什么是哺乳期

哺乳期是指产后新妈妈从开始哺乳到停止哺乳的这段时间，一般长约10个月至1年左右。新妈妈要分泌乳汁喂养宝宝，要消耗较多的热量和各种营养素。新妈妈在膳食上要做到品种多样，数量充足，营养价值高，只有这样才能保证母子都获得充足的营养。

2. 哺乳期新妈妈的营养需求有哪些

1）**高热量**：每日所需热量较多，单靠米、面等碳水化合物来提供是远远不够的，需要摄入羊肉、瘦猪肉、牛肉等动物性食物和高热量的硬果类食品，如核桃、花生、芝麻等。蘑菇、紫菜、海带等菌藻类食物，除提供热量外，还富含不饱和脂肪酸，有利于婴儿大脑的发育，也可多食。

2）**高蛋白质**：一方面新妈妈分娩后，生殖器官和脏器功能的恢复需要大量的蛋白质，另一方面每日泌乳要额外消耗蛋白质10~15克。但是，蛋白质也不可过量摄入，不然会加重肝、肾负担，还易造成肥胖，因此一般每天摄入 90~95 克蛋白质。每日荤、素各搭配 2~3 种以上,以确保食物多样。

必备常识

多食用优质蛋白,如鸡、鸡蛋、鱼、瘦猪肉、牛肉、牛奶等动物性蛋白,以及富含植物蛋白的豆类、花生、大米、小麦、小米等。

3)**保证钙、铁等矿物质的摄入:**①饮食上需选择含钙多的食物,如牛奶、虾皮、水产等;还要多晒太阳和多补充含维生素 D 的鱼肝油,有利于钙的吸收。②对于产后出血及哺乳,补充铁也是非常必要的,否则容易发生贫血,饮食中多加一些含血红素铁的食物,如动物血、瘦肉、鱼类及豆类,可以预防贫血。

4)**有充分的水分摄入:**新妈妈每天的摄入水量和乳汁的分泌量密切相关。水分不足,直接影响乳汁分泌量,所以新妈妈可适当增加流质食物,通过多吃稀粥、汤、喝水来补充水分。

5)**供给足够的维生素:**除维生素 D 几乎不能通过乳汁供给婴儿外,维生素 A、维生素 B_1、维生素 B_2、维生素 C 都能通过乳腺而进入乳汁,所以新妈妈膳食中各种维生素要相应增加,一是对自身恢复有利,二是供给哺乳的宝宝必不可少的营养素,有利于婴儿发育成长。

必备常识

维生素 A、维生素 D 主要包含在鱼、肝、乳制品、蛋类以及菠菜和胡萝卜等蔬菜中,各种新鲜水果以及蔬菜含维生素 C 比较多,小米、玉米以及各种粗粮都含有丰富的 B 族维生素。

必备常识

哺乳期新妈妈每日摄入食物量大致分布如下:

食物类别(计量单位)	需要量	食物类别(计量单位)	需要量
主食(克)	300~400	豆类(克)	50~100
肉类(克)	150~200	蔬菜(克)	500~700
蛋类(克)	60~120	水果(克)	250~400
奶类(毫升)	250~500	烹饪油(毫升)	30

3. 哺乳期新妈妈忌食用哪些食物

新妈妈吃进体内的东西，大部分会通过乳汁进入宝宝体内，所以，吃什么东西一定要同时考虑到对自身以及对宝宝的影响。

（1）忌食抑制乳汁分泌的食物

如麦芽、韭菜、薄荷、腌制食物以及某些泻药等，都会抑制乳汁分泌，不能食用。

（2）忌食对新妈妈以及宝宝有不良影响的食物

如咖啡、芥末油、酒精、巧克力等。有研究表明，芥末油、辛辣的调味料、咖啡、酒等，会出现在乳汁当中被宝宝吸收，对宝宝的呼吸道有不良影响，因此应当避免。巧克力里所含的可可碱会通过母乳进入宝宝体内，伤害宝宝的神经系统和心脏，还会使宝宝消化不良，睡眠不稳。此外，新妈妈吃巧克力也会影响食欲，致使身体发胖。

4. 哺乳期新妈妈的日常饮食有哪些常见错误

（1）大量喝红糖水好

红糖具有养血补血、温脾祛瘀的功能，产后初期服用还能促进恶露的排出，是产后补益的佳品。但是，新妈妈切不可因红糖有如此多的益处，就一味多吃。一般在产后 10 天左右，新妈妈的恶露就已经开始减少，子宫也逐步恢复正常，新妈妈就可以逐渐减少饮用红糖水的食量，过多饮用红糖水，可能会损坏牙齿。

（2）鸡蛋营养好，吃越多越好

鸡蛋含有丰富的蛋白质，很适合产后新妈妈食用，但是食用过多，营养成分并不能完全被吸收，反而会影响其他食物的摄入，导致营养元素的失衡，不利于宝宝的身体健康。因此，即使是在产褥期，新妈妈每天吃 2~3 个鸡蛋就已经足够了。

（3）要多喝鸡汤

1）哺乳期要求新妈妈们多喝鸡汤，但如果大量饮用母鸡汤，则往往会提高体内雌激素的含量，减弱催乳素的效能，从而导致乳汁分泌不足，甚至完全回奶，因此建议用公鸡代替母鸡；2）只喝汤不食肉也是一种误区，肉中的很多营养物质并不会完全溶解在汤里面，单纯的喝鸡汤不吃鸡肉会造成新妈妈体内营养元素的失衡。

必备常识

油汤最好少喝,汤中的油多了,奶水中的脂肪量也会增加。宝宝的消化功能还不完备,奶中过多的脂肪有可能会使您的宝宝拉肚子。

(4) 水果蔬菜也是生冷食物,都不能吃

果蔬很多属于凉性生冷食品,但并不是所有果蔬都是禁止食用的。蔬菜水果中往往含有丰富的维生素、植物蛋白、碳水化合物、矿物质等,对调养产后失血、生殖器损伤及促进乳汁分泌等具有较好的作用。很多果蔬只要在食用前进行一下处理,如榨成汁,温热饮用就可以了。

必备常识

新妈妈吃蔬菜水果,要注意以下几点:

1)新妈妈胃肠功能较虚弱,应从少量开始。

2)新妈妈的胃肠对冷刺激很敏感,不要吃过凉的蔬菜和水果。如果过凉,容易导致胃肠淤血,影响消化功能。

3)新妈妈的胃肠抵抗力弱,一定要注意食物是否清洁卫生。

(5) 人参大补宜早吃

人参大补,很多家庭想用人参的大补作用,来补充产后新妈妈的体虚,但事实上,新妈妈急于用人参补身子是有害无益的。①人参具有止血的功能,刚刚分娩的新妈妈正处于排恶露的关键时期,若服用人参,将会导致恶露排出困难,引起腹痛,甚至胎盘剥落不全,引发大出血等;②人参还具有兴奋中枢神经的作用,而刚生完孩子的新妈妈,精力和体力消耗很大,十分需要卧床休息,如果此时服用人参,反而因兴奋难以安睡,影响精力的恢复。因此,产褥期不宜进补人参。待伤口愈合之后可以适当食用一点,帮助新妈妈体力恢复,但不能服用过多,否则容易引起上火。

(6) 骨汤能补钙

研究表明,用骨头熬汤,骨中的钙无法释出,不能增加钙的摄入。应通过食用牛奶、虾皮、水产等含钙较多的食物补充。由于我国饮食习惯为低钙饮食,为确保钙摄入,建议每天食用优质钙补充剂,如钙尔奇 D 片等。

（7）产后可以喝茶

产后不宜喝茶，这是因为茶叶中含有鞣酸，它可以与食物中的铁相结合，影响肠道对铁的吸收，从而引起贫血。

此外，茶中还含有咖啡因，饮用茶水后，使人精神振奋，不易入睡，影响新妈妈的休息和体力的恢复，同时茶内的咖啡因可通过乳汁进入宝宝体内，容易使宝宝发生肠痉挛和无故啼哭现象。所以新妈妈产后不宜喝茶。

5. 哺乳期推荐给新妈妈的食谱都有哪些

哺乳期的推荐食谱，掌握品种多样，高蛋白、热量适中原则即可。可分为主食类、海鲜类、药膳类、汤品类、点心类、蔬菜水果类等不同食谱相结合使用。

（1）主食类

1）麻油面线：

材料：无盐面线一束、麻油 2 大匙。

做法：适量水烧开后放入面线煮 4 分钟捞起，加入麻油拌匀即可食用。

特点：麻油富含不饱和脂肪酸，有润肠、防便秘及促进食欲等功效，是产妇食补优选食材。麻油面线带有浓郁的香味，最适合胃口不佳的产妇。

2）糙米薏仁饭：

材料：糙米、薏仁各 1 杯。

做法：糙米、薏仁混合洗净后泡水 3 小时后，加入 2 杯半水，放入电饭锅中以一般米饭方式煮熟。

特点：含有丰富的维生素 B 族群及膳食纤维，有效预防产后便秘。

3）五谷杂粮饭：

材料：黑糯米、红豆、薏仁各半杯，糙米 1 杯半，枸杞 10 克。

做法：除枸杞外将食材混合洗净后泡水 3 小时，再加上枸杞，加入 3 杯半水煮熟。

特点：黑糯米有行血、补肾气的功效，加入红豆、薏仁可以除湿、消水肿，适合产妇产后排出身体多余水分，减轻体重。

（2）海鲜类

1）鲈鱼汤：

材料：鲈鱼 150 克，老姜 5 片，米酒 1/2 碗，水 3 碗。

做法：老姜洗净切丝，鲈鱼切块，以米酒泡 10 分钟去除腥味备用。将水煮开后放入鲈鱼及姜丝,3 分钟后鱼肉变白色熟透即可。

特点:蛋白质丰富,适合手术后、身体组织需要恢复的产妇食用。

2)白斩鲤鱼:

材料:鲤鱼 1 条,香油、酱油、料酒、姜、鸡汤等辅料适量。

做法:炒锅上火加水煮沸,放入鲤鱼煮熟后捞出放盘。再烧热香油,下姜丝略煸,烹料酒、酱油及鸡汤,烧开后浇在鱼上即可。

特点:清淡不腻,富含蛋白质、脂肪、碳水化合物和磷、钙、铁、锌等多种营养素,对产妇乳汁不下有显著效果。

3)木瓜烧带鱼:

材料:鲜带鱼 350 克,生木瓜 400 克。葱段、姜片、黄酒、醋等适量。

做法:带鱼洗净切段,生木瓜去皮洗净,切成中等块。砂锅置于火上加入适量清水,放入带鱼、生木瓜、葱段、姜片、醋、酱油、黄酒烧至熟即可。

特点:具有养阴、补虚、通乳作用,适合产后乳汁缺乏产妇食用。

(3) 药膳类

1)杜仲猪腰汤:

材料:杜仲 2 片,猪腰 2 个,老姜 5 片,米酒 1 碗,麻油 2 大匙。

做法:猪腰去筋切片,老姜切片备用。在锅中倒入麻油,将姜片炒至微焦后,将杜仲折成小片放入锅中,加入 1 碗水与米酒煮开,再加入猪腰,待酒精挥发即可。

特点:杜仲有补肝肾、强筋骨功效,对生产时用力造成的腰酸背痛有较佳温补作用。

2)茯苓莲子鸡汤:

材料:茯苓、莲子各 20 克,鸡腿肉 3~4 块,老姜 5 片,麻油 1 大匙,米酒 1/2 碗。

做法:茯苓与莲子洗净后浸泡 30 分钟后蒸熟。在锅中倒入麻油爆香老姜,放入鸡肉炒至半熟,加入 2 碗水与米酒,倒入茯苓、莲子,煮至酒精挥发即可。

特点:茯苓有安神、补中益气功效,可改善产后食欲不振、睡眠不佳,并增强免疫力。

3)藕节黄芪瘦肉汤:

材料:藕节 30 克,黄芪 30 克,猪瘦肉 100 克,莲子 15 克,山药 30 克,党参 30 克。

做法：猪肉洗净切小块；将藕节、莲子、黄芪、山药、党参洗净，连同瘦肉一起煎煮，至瘦肉熟烂。

特点：藕节味涩性平，为止血药；党参补中益气、生津止渴，治虚证；莲子补脾胃、补养心气；山药补肾固精、益气健脾，养阴益肺；黄芪补气升阳、益胃固表。此汤有益肾摄血、固摄作用，对气虚型产妇恶露不尽有作用。

(4) 汤品类

1) 黄豆猪蹄汤：

材料：猪蹄1只约250克，黄豆250克，料酒、姜、葱适量。

做法：黄豆洗净浸泡至发胀；葱洗净打成葱结；姜洗净去皮拍碎。猪蹄去毛洗净，放入砂锅内加适量水，放入姜煮沸，撇浮沫，加入黄酒、葱结、黄豆同炖至猪蹄酥烂。

特点：有补脾益胃、养血通乳作用，适合产后无乳或少乳者。

2) 无花果猪蹄汤：

材料：无花果100克，猪蹄500克。

做法：无花果、猪蹄洗净；锅置火上加适量清水，放入食材用小火炖至烂熟，调味即可。

特点：无花果有健脾、解毒消肿、通乳作用，此汤有补气血、下乳汁功效。

3) 冬菇鸡粒汤：

材料：冬菇10个，鸡肉粒300克，姜丝、油、盐适量。

做法：将冬菇浸透，洗净，切薄片条；姜去皮切成姜丝；油放锅内，放入冬菇丝、鸡肉粒、姜丝、盐炒香后，加水适量煮沸半小时即可。

特点：健脾补血，适合产妇温补，增加营养。

(5) 点心类

1) 桂圆糯米粥：

材料：桂圆30克，糯米2杯，黑糖50克，老姜3片。

做法：糯米洗净沥干，老姜切丝；桂圆、糯米、老姜以大火煮开后，转小火煮1小时，熄火后放入黑糖拌匀。

特点：甜食上品，有补气、健胃作用。

2) 红豆薏仁汤：

材料：红豆、薏仁各1杯，黑糖50克。

做法：红豆、薏仁洗净后浸泡4小时，加入8碗水，大火煮开后转小火煮 1 小时,熄火后放入黑糖拌匀。

特点:消水肿,助排水,帮助产妇恢复体重。

3)桑葚米粥:

材料:粳米 100 克,桑葚 30 克,白糖适量。

做法:将干桑葚浸泡半小时,洗净;粳米洗净,加入适量清水,放入桑葚,大火烧开转中小火至粳米开花,粥汁黏稠时加入白糖调味。

特点:桑葚可调节消化,养阴固肾,延缓衰老。此粥滋阴养血,益气和中,对产后失血所致的贫血有较好作用。

(6) 蔬菜类

1)猪肝炒菠菜:

材料:猪肝 100 克,菠菜 100 克,麻油 1 小匙,老姜 5 片。

做法:菠菜洗净切段,老姜切丝,猪肝切片备用;锅中加入麻油爆香姜丝,放入猪肝拌炒后捞起,炒熟菠菜后加入猪肝炒至全熟。

特点:猪肝营养丰富,菠菜冬天为盛产期,含纤维丰厚,很适合冬天生产的妇女。

2)干贝高丽菜:

材料:高丽菜 100 克,干贝 1~2 颗,麻油 1 小匙,老姜 5 片,葱 1 支。

做法:高丽菜洗净,切成适当大小。干贝泡水变软后,与洗净切段的葱、姜片共同蒸软,再将干贝取出撕成丝;在锅中加入麻油,拌炒干贝丝,加入高丽菜及蒸干贝的水,调味即可。

特点:简单,爽脆口感。

3)蟹肉青花菜:

材料:青花菜 100 克,蟹肉棒 2 根,胡萝卜 50 克,生粉 1 小匙,盐和黑胡椒少量,香油适量。

做法:青花菜洗净切成小朵,胡萝卜去皮切成细丝,蟹肉棒洗净撕成细条状,一起用热水煮一下后捞起,泡冷水沥干放盘备用;将半碗水煮开,加入少量盐、黑胡椒、香油调味,以生粉勾芡,将酱汁淋在盘中的青花菜上即可。

特点:简单易做,口味清爽,油腻感少。